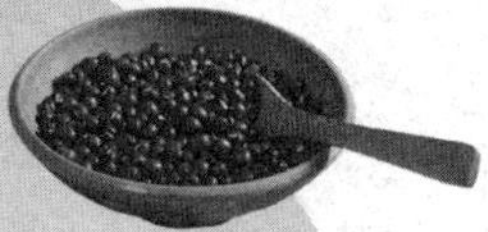

养生就是养气血

调气养血 百病不生

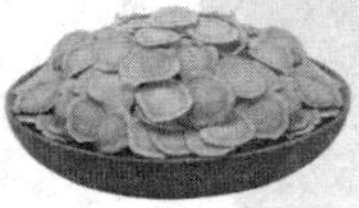

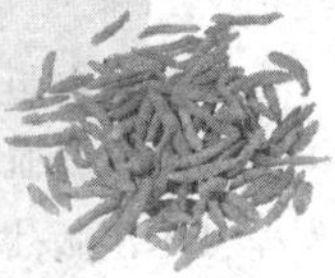

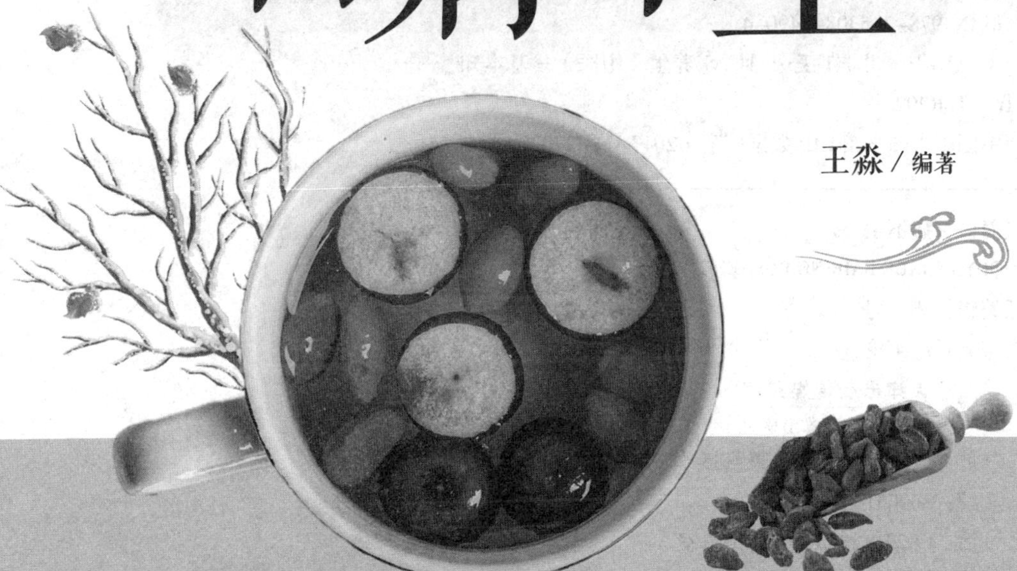

王淼 / 编著

天津出版传媒集团
天津科学技术出版社

图书在版编目（CIP）数据

调气养血百病不生 / 王淼编著 . —天津：天津科学技术出版社，2013.11（2025.5 重印）

ISBN 978-7-5308-8490-4

Ⅰ. ①调… Ⅱ. ①王… Ⅲ. ①养生（中医）—基本知识 Ⅳ. ① R202

中国版本图书馆 CIP 数据核字（2013）第 270399 号

调气养血百病不生

TIAOQI YANGXUE BAIBING BUSHENG

责任编辑：梁　旭

责任印制：赵宇伦

出　　版：天津出版传媒集团 / 天津科学技术出版社

地　　址：天津市和平区西康路35号

邮　　编：300051

电　　话：（022）23332369（编辑室）

网　　址：www.tjkjcbs.com.cn

发　　行：新华书店经销

印　　刷：北京柯蓝博泰印务有限公司

开本 710×1000　1/16　印张 16　字数 200 000

2025年5月第1版第4次印刷

定价：58.00元

前言
PREFACE

生命有三个要素：精、气、神；养生有三大法宝：补血、调气、安神。《黄帝内经》曰："百病生于气"，中医养生的核心便是气血，一个真正懂得养生之道的人，必定是一个善于调气养血的人，由此可见，气血与养生之间的关系是密不可分的。

在工作之后的闲暇时间，我就研究一些古代的医家典籍，希望能从这些传统经典中获得更多的治疗良方，来探索人体生病的原因。

在《黄帝内经·素问》中记载："人之所有者，血与气耳。"而在《景岳全书》中也讲到："人有阴阳，即为血气。阳主气，故气全则神旺；阴主血，故血盛而形强。人生所赖，维斯而已。"从内容上面我们可以明白治疗疾病和保健养生的关键，这让我有一种豁然开朗的感觉。

原来，与人体健康关系最大的就是"气血"了，我们之所以生病，与气血不足有一定关系。气血充足而身体强健，气血紊乱则百病丛生。身体患病大多因为气血不畅、气血亏虚，因此可以通过补充气血、调理气血进行治疗。气血充足，人体的免疫能力就会自动开启，发挥作用。

经过研究，我认识到，原来历代医家养生治病，都离不开气血的调养。清代医学家王清任对于气血的研究最为精到。王清任曾说“治病之要诀，在明白气血”，因为不管是内因疾病还是外感疾病，最开始不会伤及五脏，而会伤及气血，最为关键的就是调和气血。

本书从五脏六腑与气血的关系入手，介绍了一些气血常见病的养生调理方法，可以说，此书为您提供了一份补充气血的“大餐”，我们也相信它在给您带来健康的同时，也可以让您青春永驻。

目录
CONTENTS

第五章 | 肝主藏血，气血缺失常见病

第六章 | 肺气之本，气血缺失常见病

第七章 | 脾主藏意，气血缺失常见病

第八章 | 肾主纳气，气血缺失常见病

第九章 | 损坏气血的几种生活习惯

第十章 | 药补不如食补，补气养血的几种食物

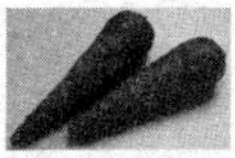

第一章

养生就是养气血

气，掌握人体的生杀大权

血，五脏六腑的营养源

气血携手，体魄康健

调养气血，靠通补

气血不调，百病必生

气和血的合作关系

气血和阴阳的奥秘

气血与五脏六腑的亲密关系

女性与气血的不解之缘

气，掌握人体的生杀大权

天和地只有阴阳和谐，才能够风调雨顺，五谷丰登；而人体也只有气血平衡，才会精神饱满，身体健康。

反之，如果天地阴阳不调，那么很有可能会发生洪涝，或者是干旱，造成自然灾害，老百姓没有办法生存。如果是身体的气血不平衡，可能就会一会儿心脏气短，一会儿肺上瘀血，整天我们的胸口就好像被一块大石头压着，喘不过气来。因此，一个人的身体是否健康，关键就是要看气血是否平衡。

那么，到底什么是气呢？中医上认为，人体的气有肝气、肺气、肾气、脾气、卫气、营气、宗气等。也许你会觉得气怎么这么复杂。其实，对于气的理解，你只需要记住一句话就可以："气，是人体的动力。"

古人云："气聚则生，气散则亡。"由此可见，气是生命的精髓。而且直到今天，当我们形容某人去世的时候，还是常常会说："某人断气了"，其实这里的"断气"实际上就是指人体的气散了，而气一旦散了，身体也就失去了动力，生命自然就结束了。

如果把人比作是一棵树，那么气就是树根，身体就是树干和树叶。只有根深才能够叶茂，气长才能够命长。养气就是养根，我们只有先把气养好了，养足了，身体也才会更加硬朗、结实，百病不侵。如果根不好，树干和树叶自然就得不到充足的营养，正如《难经》中曰“气者，人之根本也，根绝则茎叶枯矣。”

在自然界当中，风起云涌，风吹草动，这些都是气的运动。那么，我们身体当中的气又是怎么运动的呢?

第一，身体当中的气具有人体发动机的作用。我们的生长发育、脏腑的活动、血液的运行、津液的输布等，都需要气的激发和推动。一个人如果出现了气虚，那么生长发育就会延迟，脏腑经络的功能也会减退，甚至会出现血行滞缓，水液不化，津液不布，痰湿内生等症状。

第二，气具有人体调节的功能。人体的体温是恒定的，既不能高也不能低。在炎热的夏季，室外的温度通常高达40℃，但是人体的温度仍然维持在36. 5℃左右。到了天寒地冻的冬季，室外的温度可以达到度零度以下，但是我们人体的温度依旧维持在36. 5℃左右。为什么人体的温度能够这样，就是因为身体里的气在遇到外面的温度降低时，气就开始收敛、关闭，从而保持体温，而这也就是我们一遇到寒冷浑身就会起鸡皮疙瘩的原因。反之，当外面的温度升高的时候，人体内的气就开始发散，并且把多余的热排出体外，而这就是我们遇到热身体会出汗的原因。

因此，气也被称为是身体内的空调机，它能够调节体温，保持恒定。可是现如今，很多人都会借助空调机，天热了，开冷风，天冷了，开热风。殊不知，我们身体外的空调使用多了，身体内的空调功能就会减弱，所以，现如今，人们是越来越容易发热，也越来越怕冷了。

第三，气还具有人体稳压机的功能。我们身体当中的各种脏腑器官每时每刻都要承受着地球的引力，按照物理学的原理，它们随时随地都会有掉下来的可能，可是为什么它们的位置却是相对稳定呢？这就是因为气，气的运动在人体内产生了很大的力量，从而可以抵消掉地心引力，让各个脏器保持平衡。不仅如此，气产生的力量还能够统帅血液，防止其溢于脉外，而且还可以有效控制和调节汗液、尿液、唾液的分布和排泄。如果一个人气虚，那么器官就是非常容易下垂：脾胃之气虚弱，胃就很容易下垂；肝气虚弱，肝就容易下垂；肾气虚弱，肾就容易下垂；中气不足，脾肾亏虚，子宫就容易下垂等。

第四，气还具有人体能量转换机的作用。大自然当中，水是可以转化成为电能的。而在我们的人体当中，能量也是可以相互转化的，肾水可以转化为肾气，血可以转化为汗，水谷可以转化为血等，总而言之，身体内的精、气、血、津、液的相互转化及新陈代谢全部都是依靠气来实现的，而中医把这样一种能量转化的过程称之为“气化”。我们的气足，气化功能自然就强；人体气虚，气化功能就会减弱。

其实，我从医以来，接触过很多长寿的人。我从他们的身上发现了一个规律：他们体内的气都非常充足。我听他们说话，底气十足，声音洪亮而绵长。

给我印象最深的是一位108岁的老寿星，我每次在和他谈论长寿秘诀的时候，我都受益匪浅。老寿星走路稳健，精神抖擞，声音洪亮。在平时他非常喜欢读书看报，而且经常会把报刊上面看见的新闻、养生保健常识等读给身边的人听，而且每一次在读的时候，他声音总是抑扬顿挫、底气十足。

所以说，声如洪钟的人一般都比较长寿，因为他们的底气足。而底气足的人，身体内的气的运动就非常有力，气化功能自然强大，可以化邪、化湿、化寒、化毒、化脂、化瘤、祛百病，即使是不小心吃了一些不干净的东西，也没有多大关系，身体会迅速将其“气化”，代谢排出体外。中医上把这称为“正气内存，邪不可干”。

反之，体内气虚，说话有气无力的人，一般身体状况都不会太好，可以说经常是大病小病不断。这样的人，即使每天吃的都是健康食物，也可能会因为自身的运化不良，残渣留存在体内，给疾病滋生的机会。

有的人看到气如此重要，就认为想要身体好，只需要补足气就可以了，于是，许多人盲目进补。又听说补气的佳品就是人参，于是大家天天吃，日日补。结果，健康没有找回来，身体却“补”出了一堆毛病：头痛、烦躁不安、手足心发热、胸闷如堵、腹胀如鼓，等等。

实际上，这种盲目补气的方法是行不通的。虽然气是生命之本，但是气也是不能太过的，正所谓过犹不及，著名的中医大师朱丹溪曾说过：“气有余便是火。”张景岳说：“气不足便是寒。”

气大伤血，气太过了，血就会虚。比如大家可能经常会出现上火了，口腔溃疡，牙齿疼痛，咽喉干痛，身体感到燥热，大便干燥。而这种情况的火，实际上就是我们身体内多余的气。气一旦太过了，就形成了火，火太大了，那么就会催逼着血在身体内肆无忌惮地乱行。所以说，过和不及，这些都不是健康的养生之道。

血，五脏六腑的营养源

看起来我们的人体是非常复杂，其实最根本的东西只有两样：一是气，一是血。《黄帝内经》中记载：“人之所有者，血与气耳。”气血就是生命的根本，其他的东西全部是需要围绕着这个气与血的根本而进行运行的。

气，是人体的动力，血，是动力的源泉。如果我们把气当成是一架飞机，那么血就是飞机的燃料。

气和血属于一阴一阳，气无形而动，属于阳，血有形而静，属于阴；气有温煦推动的作用，血有营养滋润的作用；血的生成离不开气，而气也是不能够离开血而独自存在。

中医有“血为气之母，气为血之帅”之说。血无气的统帅和推动，就没有办法到达身体需要的地方；气如果没有血作为基础，那么气就会成为身体当中的一股邪火。

气虚，人就会经常感到疲乏无力、气短懒言、食欲不振、头晕目眩、面色苍白；而血虚，人就经常会心悸失眠、形体消瘦、皮肤异常干燥、面色萎黄。

我经常会听到很多喜欢打扮的女性朋友总是抱怨现在的皮肤越来越粗糙、松弛老化，而且还很容易长斑、掉发，她们每照一次镜子，发出叹息之后，就会把大笔的钱送到美容院里面，结果所换来的仅仅只是短暂的美丽，可能还不到一个星期的时间，皮肤又会原形毕露。

其实，所有的这些症状都是因为气血失衡所引起的。气血失衡，气就不能够将血液按时运送到皮肤，那么皮肤就会因为缺少了营养物质的滋养，开始变得粗糙、松弛、老化；气血失衡，血也有可能会让其留在皮肤的表面，从而形成色素，积淀在哪里，哪里就会形成斑。

斑是什么呢？中医认为，斑是气滞血瘀的标志。发之为血之余，气血失衡，头发自然也就会脱落了。所以，女性朋友想要改变这种情况，真正的调理必须要从气血开始。一个人也只有气血平衡了，面色才会白里透红，神清气爽，每天都可以吃得下，排得出，睡得香，浑身上下都充满了活力，没有任何病痛，既健康又美丽。

下面我向大家介绍一下气血失衡出现的几种情况：

一、气滞血瘀

我们身体当中的气是不断运动的，气升气降、气出气入，血液的流动、能量的转化、汗液的流出、大小便的排泄等，所有的这一切都是依赖气的运动。可是，如果有一天，气的运动在我们身体当中的某个地方突然停滞下来，那么紧接着，血液的流动也是会随之停滞下来，这也就是我们所说的气滞血瘀。

“通则不痛，痛则不通。”气滞血瘀出现在什么地方，那里就会出现疾病。如果气滞血瘀出现在了心脏，那么人就会经常心慌、胸闷、心绞痛，甚至最后患上心脏病。如果气滞血瘀出现在肺上，那么我们就是感觉呼吸困难，最后患上哮喘、肺炎和肺结核等疾病。如果气滞血瘀出现在了胰腺上，人体的血糖就会升高，患上糖尿病。如果气滞血瘀出现在了肝脏上，那么人的脾气就会变得急躁，从而患上肝炎、肝硬化和肝癌等。如果气滞血瘀出现在了胃上，那么人就会经常觉得胃酸、胃痛，最后患上胃炎、胃溃疡和胃癌。如果气滞血瘀出现在了脑部，那么就会造成大脑的供血不足，轻者会头晕目眩，记忆力下降，而重者则有可能会患上脑溢血、脑血栓、脑梗死、脑萎缩和老年痴呆等一系列疾病。正如《黄帝内经》所说："气血不和，百病乃变化而生。"

二、气不摄血

气是血的统帅，气充足了，血才能够一切行动听指挥。而一旦气的统帅力量不足，那么血就会擅自做主，溢出脉外来，而这个时候，人们就会出现吐血、便血、崩漏、皮下瘀斑等情况。

三、气虚血瘀

如果人体的气不虚弱，但是被堵塞住了，那么这样就会导致血瘀，就是上面我们提到的气滞血瘀。可是如果人体的气虚弱，气已经没有办法推动血液运行了，那么这种情况下造成的血瘀，就叫做气虚血瘀。气虚血瘀兼有气虚和血瘀的表现，经常会表现出胸腹疼痛和突然中风等现象。

四、气随血脱

我们知道，气血是相互依存的，当血液大量流失的时候，气失去了依靠，自然也会随之外脱。气脱阳亡，那么这个时候我们的脸色就会变得非常苍白、手足冰冷，而且会大汗淋漓，严重的人甚至还会当场昏迷。

五、气血两虚

气虚，血也虚，这样的情况经常是因为久病不愈损耗了气血所引起，这个时候的人，看起来弱不禁风，面色淡白或者是萎黄，经常会头晕目眩、心悸失眠。

总而言之，气与血就好像是一对夫妻，一阳一阴，谁也不可能离开谁，二者和谐相存，身体自然就会平安健康，一旦它们发生矛盾，我们的身体就会出现问题，病魔缠身。

气血携手，体魄康健

对于一棵树而言，最重要的就是根，我们发现，如果一棵树的树叶枯萎了，从上面是很难发现原因的，但是我们把目光下移，只要观察一下树根，到底是水浇多了，还是太旱了，还是树根生虫了，还是该松土了，只需要观察树根，自然就可以找到答案。

而对于一个人而言，最重要的是气血，我们身体的某个部位不舒服了，眼睛也不能够只盯在这个部位，而应该从气血方面去寻找原因。气血做到平衡，疼痛自然就会减轻，甚至是消失了。

如果只是头痛医头、脚痛医脚，没有从气血这一根本入手，那么可能只会在你的身体上下左右忙于奔命了。这到底是为什么呢？因为气血是运动的，所以疾病也就会转移。

我把人体比作是一个桶，把疾病比作是桶里面的水，而把气血比作是组成桶的几块木板。我们从一出生开始，疾病就将一直潜伏在我们的身体当中，就好像桶里面的水一样，我们需要做的就是把疾病一直潜伏，千万不要让其流淌出来。很多长寿的人之所以能够活得长久，就是因为他们把水桶装满了水；早夭的人之所以活得短，就是因为他们只是在桶里面装了很少的一点水，所以我想告诉大家的是：水桶能够装多少水，并不是由最长的那块木板决定的，而是取决于最短的那块木板。

对于一个人来说也是如此，一个人活得多久，并不是由身体最强的那部分决定，而且取决于身体当中最弱的那一部分。

曾经有一位教授，在医院已经住院有半年的时间了，我去看他的时候，他的病情已经非常严重了。

在刚开始的时候，他只是在吃饭的时候会经常咬到舌头，到后来，居然发展成为两臂举不过头。医院做出的诊断是重症肌无力，而当我看见他的时候，他已经被病魔折磨得没有人样了。

只见这位教授的眼睑下垂，浑身没有一点力气，坐在病床上，就连说话都非常吃力，我当时几乎没有办法听清楚他所说的内容。

这位教授的老伴一边把相关体检报告递给我，一边说："你看看吧，我老伴的心脏没有问题，医生说凭借他的心脏再活个四五十年没有问题；而且你看一看他的血压，也是没有问题的。"

我拿过体检报告认真看了起来，没错，这位教授的很多身体指标是非常好的，甚至很多指标年轻人都达不到，但是非常遗憾的是，决定身体是否健康的不是那些没有问题的指标，而是其中最坏的指标。

我当时给这位教授把了把脉，发现这位教授的脾胃已经严重虚损了，而且胸中的大气也已经开始下陷。

中医认为，脾胃是后天之本、气血生化之源，脾胃受损，那么气血就会严重失衡；气血失衡，我们身体当中的几块木板自然就会长短不齐；木板长短不齐，水自然会从短板处流出。最后非常不幸的是，没过多长时间，这位教授就去世了。

哪怕我们的身体99%都非常好，只要1%出现了问题，那么问题也是非常严重的，而且，我们身体的好坏也就是由最差的这1%来决定。

正是因为如此，中医认为，养生的宗旨一定是寻求身体的平衡，而身体平衡其中最为重要的就是做到气血的平衡。气血达到平衡，也许之前身体好的部分并不会有太大的改善，但是对于那1%的不良部分而言，就会逐渐好起来，从而让你的短板变得越来越长。

在我行医的这段时间里，我遇到过形形色色的病人，有很多身体非常强壮的病人，从表面上看，他们的身体是如此的健康，肯定不会有大问题，可是只要我一把脉就会发现，他们的气血是非常不平衡的。对于这类人而言，他们就属于阳盛阴虚型。

记得我的一位病人，大约四十来岁，肌肉非常发达，而精神旺盛，他见到我的时候告诉我，他每次运动可以达到很长时间，而且不会觉得累。对于这样的情况，按理说身体应该是非常健康才对！

可是实际上并非如此，因为我们看到的，和他自己所描述的这些都是他身体当中的长板，而他身体当中的短板我们还没有看到。最后，我一把脉，一看舌头，发现他体内阴虚火旺，结果一问他才知道，他已经患有糖尿病3年了。对于这类人，如果我们不能够想办法将他的短板加长，那么他的长板是毫无用处的，最后的寿命肯定不会很长。

不知道在你的身边有没有遇见这样的情况，有一些人看起来是非常健康的，但是不知怎么的，突然有一天你就会听说他患病住院的消息，而且没过几天就去世了。

可是还有这样一类人，他们没事可能就经常去医院，你看他好像浑身上下都是病，但是却能够活很长时间。这到底是为什么呢？其实原因就是前者的长板很长，短板很短；但是后者的长板不长，短板也不短。虽然有一些小病，但是身体总体而言是平衡的，自然也就能够长寿了。

只要天地阴阳和谐了，那么做任何事情都会顺风顺水；只要人体的气血平衡了，那么不管什么疾病，都会逐渐好起来。

所以，气血是养生的中心，平衡就是气血的宗旨。把气血调理的平衡，身体虚弱的人也可以长寿；气血如果失衡，即使是身体强壮如硬汉的人，也可能会在一夜之间突然病倒，甚至是离开人世。

调养气血，靠通补

《黄帝内经》说：“丈夫……五八，肾气衰，发堕齿槁……七八，肝气衰，筋不能动；八八，天癸竭，精少，肾脏衰，形体皆极，则齿发去。”“女子……五七，阳明脉衰，面始焦，发始堕；六七，三阳脉衰于上，面皆焦，发始白；七七，任脉虚，太冲脉衰少，天癸竭，地道不通，故形坏而无子。”

人一旦到了中年，可以说经过了大半辈子的劳碌和奔波，过度的劳心劳体，肝、肾、脾等器官也都开始逐渐衰老，血管开始老化，气血瘀阻经络，身体也开始出现神疲乏力、失眠健忘、头晕目眩、腰酸腿软、腹胀便秘、气短懒言、食欲不振等一系列不适应的症状，换句话说，人一旦过了中年，各种各样的毛病也就会跟着来了，所以在这个时候必须要进行正确和及时的调养。

中医认为，健康的根本在于气血，想要恢复身体的健康，那么就必须益气养血、疏通经络。也只有这样，才能够顺利度过一个健康的晚年。

为此，我建议中老年人采取药物、食疗与经络按摩相互结合的方法来进行调节。

人体的衰老通常是先从肝脏开始的。《黄帝内经》记载："五十岁，肝气始衰，肝叶始薄，胆汁始减，目始不明。"因此，我们的调理也建议从肝脏开始调理。

中药四逆散、四君子汤、四物汤、逍遥散、柴胡疏肝散等，这些养肝护肝的效果都是非常明显的。假如中老年人出现了肝经气血不调的情况，那么在平时一定要多吃一些酸味、甜味的东西来调养肝脏，比如，枸杞子、高粱、牛肉、枣等。

中医认为，肾为先天之本，肾中精气是构成人体的基本物质，它和人们的生命活动是息息相关的。当人一旦到了中老年，肾气就会逐渐衰微，精不足则化气无源，无力温煦、激发、推动脏腑之气；精不化血或者是阴血不足，那么很有可能会导致气血的阴阳亏损，之后造成脏腑、四肢、百骸失其濡养，就会给多个脏器带来严重的损害。

所以，在我们的身边，很多老年人经常会出现思维迟钝、言语多误、健忘痴呆，或者是多疑多虑、淡漠孤僻、急躁易怒的情况，而这些情况都是肾气不足的表现。

针对这种情况，我经常建议大家使用六味地黄丸、左归丸、右归丸等进行辨证的治疗。与此同时，希望肾功能出现问题的中老年人，不要久行久立，避免伤筋动骨，而且在平时注意保暖避寒，防止寒燥伤肾。在饮食方面，可以多吃一些核桃、山药、芡实等具有补肾功能的食物。

中医还认为，脾胃在机体的生长过程中将会不断地摄取自然界当中的营养物质，从而来维持人体的正常发育和功能活动。

人一旦步入老年之后，那么作为后天之本的脾胃此时就会开始变得虚弱，消化吸收水谷精微的能力也开始下降，这个时候，很多疾病就是出现了。

所以，针对脾胃虚弱的问题，我建议使用参苓白术丸、补中益气丸等，健脾补气升阳。另外，在饮食方面可以多吃一些粗食淡饭，比如米粥、薏苡仁粥、茯苓夹饼、大枣等，这些都具有健脾养胃的作用，尽量少吃，甚至是不吃油腻等一些不容易消化的东西，以免伤害到脾胃。

心脏的作用相信大家也知道是多么的重要，它是全身血脉的总枢纽，负责气血的总调配。与此同时，它还是精神、意志、思维活动的总指挥，在我们人体器官当中，居于绝对领导的地位。

现如今，心脑血管疾病已经成为中老年人最多发，也最致命的疾病之一，所以，养心我们必须要重视起来。那么最常见，也最简单的方法也就是多吃一些莲子、桂圆、红枣、西洋参、柏子仁、麦冬等具有保护心脏的食物。

另外，肺脏也是人体一个比较娇气的脏腑，在五脏当中的位置最高，所以它是最容易被寒热邪气所侵袭的。一旦出现肺气不调，那么就会非常容易出现呼吸系统的疾病，比如咳嗽、哮喘等，这些都是秋冬季节的常见疾病，我建议可以适当吃一些银耳、百合、雪梨等效果比较好的润肺食物。

人体当中有五脏，五脏都需要有气血的滋养才能够进行正常的工作；而且，充足的气血更是我们人体健康的重要保障。所以，从现在开始，重视你的气血调理吧。

气血不调，百病必生

中医认为，当我们在疲劳的时候，脏腑就会处于一种压力之下，是非常容易出现气血亏损等现象的，一旦脏腑的气血出现不足，那么就必然会表现在皮肤和脸部上，这也就是中医经常说的“有诸内，必形诸外”。

一旦气虚了，那么面色看起来就会毫无生气，身体也会经常乏力；血虚了，皮肤自然就会变得非常干燥，而且面色经常苍白或者是萎黄，指甲也很粗糙。

因此，不管是身体上面的事情，还是容貌上面的事情，都和气血有着紧密的关系。气血充盈、顺畅，人体的生理活动也才会更加顺利，那么身体上的一系列健康问题也更容易得到解决。

中医认为，一个人一旦气血不顺，那么难免就是出现血瘀、血虚、血热等气血方面的问题，而这也就是需要大家能够及时根据自己所出现的气血问题来适当调理气血。

一、血瘀

主要表现为身体的某处经常出现刺痛感，在夜间情况加重；面色黯淡无光，很容易出现黑眼圈，额头、下颚、两颊下方经常长痘痘；下肢血管非常明显；女性经期经常延后，在行经期间经常会感觉腹部疼痛剧烈，经血的颜色较深或者是带有瘀块。

出现上述情况的原因主要是因为离开经脉的血液没有得到及时的运转而停留在了身体的某处；或者是正常的血液运行受到了阻碍，导致血液堆积在了身体某处的经脉或者是脏腑当中，从而导致该处拥堵，出现了功能的障碍，从而造成了血瘀。

当出现血瘀症状的时候，我们最关键的解决方法就是及时活血。在这里我给大家介绍一些具体的方法：第一，从饮食方面来看，应该多吃一些黑木耳、黑豆、鲜藕、韭菜、红糖、茄子等，千万不要吃寒凉的食物；第二，可以经常进行按摩。因为血液是非常容易在头部和四肢等远离心脏的位置堆积的，如果能够经常进行头部、面部、脚部的按摩，那么就可以有效消散瘀血；第三，在平时的生活当中，可以多进行一些运动，因为运动是单纯而有效的活血方式，可以很好地改善血液的高凝状态，我们只需要每天活动一下筋骨，那么就可以有效促进血液的循环和机体的代谢，从而改善一系列的不适症状。

二、血虚

主要表现是皮肤干燥，发白或者是萎黄无光，嘴唇和指甲也会发白，没有血色；女性的月经量会减少，而且颜色较淡；经常出现便秘；视力减退、眼睛经常干涩。

出现上述情况的原因是人体内的精血不足，脏腑和经络就无法得到充分的滋养，全身的血液也普遍出现亏损情况，甚至有的时候还会出现血液对于某个部位的营养或者是滋润作用的下降。

想要解决以上问题，就必须要及时进行补血。同样，我们也可以从三大方面去解决。第一，饮食方面，在平时应该多吃一些红黑色的食物；第二，可以经常按摩肚脐下方大约 3 寸处的关元穴，肚脐下方大约 1.5 寸处的气海穴，外膝眼下 3 寸、胫骨外侧 1 横指处的足三里穴和内踝上 3 寸、胫骨后缘处的三阴交穴都可以有效调节血虚的症状；第三，在日常的调养过程中，血虚者应该避免过度劳累、过度思虑，以免加重对身体的伤害。

三、血热

主要表现为皮肤潮红、出油，而且非常容易长痔疮；会经常发脾气，手心、脚心很热；对于女性而言，经期通常会提前一周以上，月经量非常多，而且颜色是深红色或者是紫红色，经期的时间较长，淋漓不断；到了夜晚非常容易流鼻血。

出现上述症状的原因是在正常的状态下，血液会在温暖的气息下运行，一旦遇到了寒气就很容易凝滞。如果我们身体当中的阳气过旺，火气很大，那么血液也会过热，血液的运行就会加速，脉搏变得跳动急速，这样就很容易伤害脉络、损耗阴气。

当出现这种情况的时候，我们要做的就是及时凉血。在饮食方面，我建议大家多吃一些莲藕、丝瓜、雪梨、马蹄、鲜芦笋、螃蟹等凉血的食物；在日常调理方面可以多进行一些温和运动，比如快走、慢跑、健身操、游泳、骑自行车、扭秧歌、跳交谊舞、打保龄球等，有一个规律的作息时间等。

气和血的合作关系

我们的人体有大大小小很多个器官，它们各自有各自的功能，各有各的任务，哪怕在某些时候，有一个小环节出现了一些小问题，其他器官也会团结起来共同进行处理。

对于我们而言，人体自身是有规律的，比如一旦感觉饿了，就要吃饭，困了就需要睡觉。其实，除此之外，我们身体的气血也是有规律的。我举个例子来说吧，当我们把有形状的瓜果和粮食吃进去之后，只需要在我们的肚子里面转一个圈就成为了气和血，并且还能够维持人体这样一个庞大而复杂的机器循环不息、运转不停。

我们大家很早都已经知道，气和血是维持人体生存的最基本的物质，但是如果我们单独地把它们分开，那么二者中谁也无法发挥出作用来，这就和针和线的道理是一样的，少了谁也做不了事情，只有把二者结合起来，并且二者还要合作的有技巧、有方法，才能够保证人体的正常运作。

明代《景岳全书》中记载："人有阴阳，即为血气。阳主气，故气全则血旺；阴主血，故血盛则形强。"

气属阳，血属阴，阴阳调和，我们的人体才能保持健康，因此，气和血是不能够分割的。而且在中医里面素有"气为血帅，血为气母”，“气行则血行，气滞则血瘀”等说法，这也告诉我们了二者之间的紧密联系。

气是血液形成和运行的动力，而血是气的物质基础和载体。人体当中绝对不存在无气之血，更不存在无血之气。具体来说，二者之间的合作关系具有以下几种形式：

一、气生血

血是滋养五脏六腑、四肢百骸的重要原料。那么到底是什么力量才能够把饮食转化成为水谷精微，又让水谷精微转化成为营气和津液，最后营气和津液转化成为血液的呢？其实，精转化成血的过程，这些都需要依靠气的作用。气盛，化血的功能自然就强，人体的血液也就会充足；反之，如果气虚，那么它促进化血的动力就不充足，人体就容易出现血虚。

因此中医上在治疗血虚的时候，必须要以补气为先。《景岳全书·杂证谟·血症》中记载：“有形之血难以速生，无形之气所当急固。”这句话是说，当人体在大失血的情况下，更必须补气。因为只有气盛了，机体生血的能力才可以得到恢复。

二、气运血

关于气对血的运输作用，我们用“气行则血行，气滞则血瘀”来形容最为恰当了。血在人体内的循环都必须要依靠气的推动周而复始，如果身体失去了气，血就好像是一潭死水，根本无法起到滋润肢体的作用。而这个时候，由于血行不利所导致的一系列疾病，比如女性常见的痛经，就可能出现。那么，我们在进行治疗的时候，就必须要通经提气，这样血自然也就通了。

三、气固血

气最为主要的作用之一就是控制血不溢出脉外。而这一功能主要是通过脾气来实现的，如果脾气不足，很可能会发生各种血症。

四、血为气之母

血为气母，这句话有两个意思。第一，血之所以是气之母，就是因为血液是化生气的物质基础，换句话而言，正是因为血液把水谷的精微运送到了身体的各个脏腑器官，保证了它们的正常的生理功能，气也才得以生化。因此，血虚的人又经常会有气虚的症状。

第二，虽然气是推动血液运行的动力，但是如果没有血液作为载体，那么气也是不可能单独存在的，早就散开了。因此《血证论》中才会说："守气者即是血"，这句话的意思就是说气之所以存在，完全是因为血把它给守住了，当气渗透到了血液当中，发挥它的作用。

不管是运行于脉内的营气，还是运行于脉外的卫气，都必须要依靠血液的津液等来运载。气存血中、血以载气的同时，还要不断地为气的功能活动提供良好的物质基础，能够让其获得持续的补充，因此，气是不能够在没有血的情况下单独存在的。

我把气和血比喻成两根拧在一起的绳子，只有一起使用，同一个方向一致才能够拧成一条结实的绳子。假如气和血之间出现了问题，导致气滞血瘀、气不摄血、气随血脱、气血两虚、气血失和、不通经脉等症，那么此时我们人体本身的平衡也就被打破了，此时，不仅我们身体内的营养机制遭到了破坏，甚至就连抵抗外邪入侵的能力也被削弱了。于是，我们的身体就会出现一系列的情况，比如皮肤无光，肌肉无力，眼睛无神，精神不佳等。如果想要治疗的话，那么必须要注意气血双补，这样才能够保证身体的全面健康。

当然了，除了通过食疗益气补血之外，按摩对于调和气血增强身体的健康也可以起到非常好的调节作用，在这里我给大家介绍两种按摩手法：

（1）以左手或右手大鱼际贴于胸前，另一只手置于该手之上，两手相叠，之后在天突穴与上脘穴之间上下来回推擦 20~30 次，感到有温热感时即可，切忌用力不宜过大。

（2）两手重叠，右手在下，掌心贴附在脐上，左手掌心置于右手手背，由脐开始，逐渐加大范围至全腹部，之后再由腹部四周逐渐缩小范围至脐周，顺时针按摩和逆时针按摩各 50 遍。

气血和阴阳的奥秘

中医的基础理论是对人体生命活动和疾病变化规律的理论性概括，它主要包括了阴阳、五行、运气、脏象、经络等学说，以及病因、病机、诊法、辨证、治则治法、预防、养生等内容。

阴阳，这属于中国古代哲学的范畴。人们通过了对于矛盾现象的系统性观察，逐渐把矛盾这一概念上升到了阴阳的范畴，而且也开始用阴阳二气的消长来解释事物的运动变化。

中医则运用阴阳对立统一的观念来阐述人体上下、内外各部分之间，以及生命同自然、社会这些外界环节之间存在的复杂联系。

阴阳对立统一的相对平衡，是维持和保障人体进行正常活动的基础；阴阳对立统一关系的失调和破坏，则是导致人体出现疾病，甚至会影响到人体的正常生命活动。

气，在中国古代是人们对于自然现象的一种朴素认识。最早在春秋战国时期，唯物主义哲学家就认为气是构成世界的最基本物质。而且一切事物都是由于气的运动变化而产生的。

正是因为这样一种非常朴素的认识被引进到了医学领域，之后在中医学当中逐渐形成了气的概念：气，是构成人体的基本物质，气集合在一起就形成了有机体，气散则形体就会灭亡。

庄子说："通天下一气耳"，全天下就是一个气。只要有了这个气，就会有运动，就生生不息，就变化不止。如果没有了气，那么什么都完了。

中医认为，人就是这样的一口气，这口气如果没有了，那么这个人即使在这里，也什么都没有了；只要是这口气不走，那么这个人就会活着。

中国古代哲学家主张气一元论，认为气是万物的本原，整个世界是由气构成的。

在《春秋繁露》里董仲舒说的："元气者，始也"。万物之始也。一旦有这样的元气，万事万物就开始运动了。

那么何谓阴阳？我们的祖先认为宇宙之间的一切能量、运动的方式、空间的方位、时间序列、事物的性质，以及聚万物之灵的气等都是可以用阴阳来进行概括的。阴阳更是一切事物辩证对立的两个方面。《黄帝内经·素问》中提出："察色按脉，先别阴阳"。中医讲求阴阳平衡以致中，致和。在《易传》里记载：“一阴一阳，之为道”。阴阳，万物之始也，有了阴和阳，才有了万物之始。老子也说：“一生二，二生三，三生万物，万物负阴而抱阳，冲气以为和。”这也就是有了阴阳，还有了气，才会有万物，这也就是我们所讲的阴阳的观念。

五行学说，也就是用木、火、土、金、水五个哲学范畴来概括客观世界中的不同事物属性，并且用五行相生相克的动态模式来说明事物之间相互联系和转化的规律。中医主要用五行学说来阐述五脏六腑间之间的功能联系，以及脏腑失衡的时候疾病所发生的机理，当然了，也可以用来指导脏腑疾病的治疗。

运气学说，又称五运六气，这是研究、探索自然界天文、气象、气候变化对人体健康和疾病的影响的学说。五运包括木运、火运、土运、金运和水运，主要是指自然界一年中春、夏、秋、冬的季候循环。六气则是一年四季中风、寒、暑、湿、燥、火六种气候因子。运气学说是人们根据天文历法参数推算年度气候变化和疾病发生的规律的学说。

脏腑学说，主要是研究五脏（心、肝、脾、肺、肾）、六腑（小肠、大肠、胃、膀胱、胆、三焦）和奇恒之腑（脑、髓、骨、脉、胆、女子胞）的生理功能和病理变化及其相互关系的学说。

经络学说与脏腑学说有着密切的关系。经络是人体内运行气血的通道，具有沟通内外，网络全身的作用。如果出现病理的状况，经络系统功能肯定会发生变化，那么就会呈现相应的症状和体征，通过这些表现，我们就可以诊断出体内脏腑的疾病。

气血与五脏六腑的亲密关系

我们人体的五脏六腑，无不接受着气血的滋养，不管是什么原因导致的气血不足和消耗过大，都有可能造成气血的亏虚，进而严重影响到脏腑的功能，由此可见，气血对于人体的健康是多么的重要。

特别是对于女性朋友而言，爱美是女人的天性，女人更是把容貌看成是生命。但是，脏腑在气血亏虚的情况下就很容易出现运转的问题，而脏腑问题又通常会反映在皮肤上，所以非常让女人烦恼。

如果我们把女人比成是一枝美丽的花朵，那么气血称得上是优质的养料，不光是脏腑的养料，还是肌肤的养料，因为只有脏腑功能健全，肌肤才能够变得润泽、光滑、富有生机。

一、气血与心脏

心脏主全身的血脉，气血亏虚最先影响的就是心脏，而且其病变主要反映在心脏本身，以及其所主血脉的功能失常，还有就是大脑和组织器官功能出现失常。

这方面主要表现的症状是心悸、心烦、心痛，失眠多梦、健忘、神志不清等。而中医上根据症状的不同又分为了心血虚和心气虚两种。

导致心气虚的主要原因是人老气衰、久病失常、过度劳累等；主要表现为心脏鼓动无力、心悸、精神疲惫、气短、疲乏、面色苍白、脉象虚弱等。

导致心血虚的主要原因是失血过多、久病失养、劳心耗血等；主要表现为失眠多梦、心神不安、血不养心、心悸、心动失常、心血不足等。心血虚，那么就会造成大脑和面部得不到有效的滋养，很容易出现健忘、头晕、面色淡白或者是萎黄等症状。

二、气血与肝脏

肝脏的主要功能就是疏泄、藏血，而这样的两个功能需要肝血、肝气、肝阴、肝阳共同合作才能够产生，也正是因为肝脏的这些功能才决定了肝脏气血的生成。一旦气血失常、生成不足或者是消耗过量，那么肝脏的气血就会出现亏虚，从而导致气机不畅，进而还会导致肝脏疏泄功能失常、肝气郁结。主要症状为精神抑郁、困乏无力、月经紊乱、痛经、闭经，甚至不孕；疏泄太过甚至还会造成肝气上逆，出现心烦气躁、耳目胀痛、面红目赤等症状。

肝脏主藏血，因此，肝脏气血出现亏虚，藏血自然就会出现不足，肝血亏虚，肝体失养，阴不止阳；肝血不足，肝脏的调血功能也就会失常，从而导致机体的很多部位供血量下降，脏腑组织则会因为失血而出现病变，比如双目干涩、视物昏花等。肝气虚，藏血功能也会出现失常，收摄无力，很容易出现吐血、经量过多，甚至是崩漏。

三、气血和肺

肺主全身的气，助心行气，能够促进水液的输布、排泄。肺的向内运动会把周身含有浊气的血液进行净化，并且通过气体的交换把富含清气的血液输送到我们的全身，从而维持正常的呼吸，辅助心脏推动血液的运行，假如出现气血不畅，肺气不足，那么肺部的呼吸功能就会受到严重的影响，出现语言低微、疲乏无力、胸闷、咳嗽、呼吸急促等症状，很容易导致清气吸入受阻，浊气无法及时排出，那么脏腑器官的营养供应和四肢百骸的濡养就不能够顺利进行，则会出现胸闷肿痛、咳喘无力、心悸、关节炎、骨质增生等；肺气下降，津液也自然会随之下行，水液输布排泄受阻，汗、尿都没有办法正常排出，聚集在身体当中，很容易引起咳嗽、咳痰、水肿、少尿等症状。

四、气血和脾

脾是气血的生化之源，在气血的生化过程中有着重要的作用，一旦脾的功能出现了异常，那么就会造成气血的生成不足。

除了生化气血，脾还主运化、生举、统血。经过胃初步消化的食物必须要在生化作用下才能够转化成为营养物质，并且通过脾的运化输送到全身，而且还需要通过散布作用达到脏腑组织，发挥其营养作用。

脾的统血功能主要是控制血液在血管当中的流动，防止血液溢出血管。也只有气血充盈、脾脏营养充足，脾的运化功能才能够变得更加强健，升举也才会更加有力，统血功能也才会更加完善；脾的功能不足，那么运化功能自然就会减弱，生举也会显得没有力量，统血功能自然就会变弱。主要表现是腹胀、吸收不良、精神萎靡、头昏眼花、身体瘦弱、面色萎黄、疲乏无力、气短声低、脏器下垂、腹部坠胀等。脾虚，统血无力或者是脾不统血表现症状是皮下出血、便血、女性经血量增加，甚至会崩漏等。

五、气血和肾

肾是先天之本，对我们的生命活动起着非常重要的作用。中医上讲，肾主藏精，精则是构成和维持生命活动的精微物质，更是我们的生命之源。精控制着人的生长发育、生殖功能。从幼年时期开始，肾精就会逐渐变得充盈，和形体、智力同步进行发育；等人到中年，气血也会处于一种完全充盛的状态，此时的形体、智力已经发育成熟。一旦肾脏气血亏虚，那么人体的生长发育就会受到严重的影响，成年人则很容易出现未老先衰、形体消瘦、智力下降、脱发、腰膝酸软、失眠健忘、耳鸣耳聋、反应迟钝等一系列早衰症状。

通过上面的这些介绍，相信朋友们不难看出，一旦气血亏空，五脏六腑的功能就会衰退，容貌、健康都将会受到严重的影响，所以说，如果失去了气血这一养料，那么再好的身体到头来也是会虚垮的。

女性与气血的不解之缘

《黄帝内经》记载“人之所有者，血与气耳”。这句话的意思是说，生命之所以存在，是因为气血正常运行的结果。气血，是人体五脏六腑及四肢的重要营养成分，更是一个人保持良好精神状态的基础。

中医学中，气属阳，主动，气具有推动、温煦、营养、固摄、调节血液等作用。而血液的运行又被认为是心气的作用，也可以说是心阳的作用。

血属阴，主静，性凉，血的运行则是依靠气的推动和温煦作用，与此同时，为了保证血液能够按照一定的脉道运行，不至于溢出脉外，这又必须依靠气的固摄作用。而气的来源又必须依靠血的营养。因此我们说，血离不开气，气离不开血，一个人只有血气充足，才能够身体健康，面色红润，皮肤细腻光滑。当然，如果我们的身体或者是肌肤出现问题，其实大部分的原因都是气血失衡引起的。

气血一旦运行不畅，气就不能够将血液输送到皮肤，皮肤也就会因为缺少滋养而变得粗糙、松弛；气血不畅还会表现为气滞血瘀，血行不畅就没有办法及时将血液中的废物带走，这些废物如果停留在皮肤的表面，自然就会引起色素沉着，从而逐渐形成色斑。不仅如此，气血失衡还有可能会导致代谢失调，水湿严重，毒素堆积，这样一来，面部的面疮、萎黄、松弛、眼袋、浮肿等问题就会更为普遍，会经常困扰我们。

当然了，在女人的一生当中，由于要经历孕育、生产、哺乳等一些特殊时期，尤其是每一个月一次的例假，所有的这些过程都会在一定程度上耗血伤气，导致女人气血失调，让女性在身体和容颜上面发生变化，甚至还会出现一系列的妇科疾病。因此，女人应该比男人更要重视补气养血。

那么，气血到底是怎么来的呢？

中医认为，人体之气，主要禀受父母的先天之精气，还有饮食当中的营养物质，也就是水谷之精气，以及存在于自然界的清气。

这些气对人体的脏腑、经络等组织器官提供充足的营养，它不仅能够“肥腠理”“荣四末”，而且还能够“内注五脏六腑”，营养内外上下。

血，是构成人体和维持生命活动的基本物质之一，具有营养和滋润作用，主要是由营气和津液所组成。血液的营养和滋润功能正常，那么我们的面色红润，皮肤润泽而有华，机体感觉和运动都非常灵活。

血，生于脾，藏于肝，主于心，内营脏腑，外养肌肤。与此同时，血还是气的载体，并且能够给气充分的营养。

心主血脉，其华在面。因此，面部是血脉最为丰富的地方，心脏功能的盛衰我们都可以从面部的色泽上面看出来。心气旺盛，心血充盈，那么则面部红润有光泽。如果是心气不足，心血亏少，面部就会出现供血不足，皮肤也非常干燥，面色主要表现为苍白、晦暗、无光泽。

肝主藏血，主疏泄，可以调节血流量和顺畅全身的气机，具有气血平和的作用。肝脏健康，那么面部的血液运行就顺畅，表现为面色红润有光泽。如果是肝脏疏泄失职，气机不调，血行不畅，那么就会导致血液瘀滞于面部，面色看起来是发青的，或者是出现黄褐斑。

脾为后天之本，气血生化之源，主肌肉，我们人体皮肤的弹性和紧致都需要依靠脾来帮忙。脾可以把吃进去的食物转化成为水谷精微，之后再进一步转化成为气血。脾脏功能健运，那么气血旺盛，面色看起来红润，肌肤弹性良好，反之，脾失健运，气血、津液不足，整个人看起来精神萎靡，而且面色苍白，或者是萎黄不泽。

肺主皮毛，肺的气机以宣降为顺，人体也是通过肺气的宣发和肃降，从而让气血、津液得以布散全身。如果肺功能失常，我们就非常容易生痘痘，并且肌肤干燥，面容憔悴、苍白。

肾为先天之本，主藏精。肾精充盈，肾气旺盛的时候，五脏都会运行正常，让我们人体的气血旺盛，容貌不衰。肾气虚衰的时候，就很容易导致人的容颜黯淡、未老先衰。

因此，养好气血就需要先安抚好我们的五脏六腑，正所谓“五脏元真通畅，则气血安和，其外自能筋骨坚韧，颜面倩美矣。”也只有我们的五脏六腑的状况良好，人体当中的气血运行才能够正常和顺畅，那么机体的内在功能也才能够正常运行，所以说，要想做个气血充盈的健康美人，必须要重视我们五脏六腑的调养。

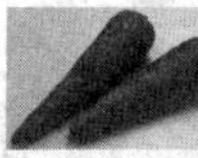

第二章

气血好不好，细心观察能发现

气血，管理你的气色

胖与瘦，气血来做主

精神越好，气血越足

头发出现情况，气血是主因

眉毛浓密，气血旺

面部颜色，气血的晴雨表

形体异常，气血紊乱

耳朵也能够看出气血之病

看手掌，查健康

指甲纵纹，明晰你的气血

气血，管理你的气色

在生活中，我们在谈论人的健康程度的时候，就一定会说这个人的气色如何如何。这就说明从气色上可以分析出一个人的健康程度。那么气色的好坏与人的体质之间有什么关系呢？中国有句古话叫作“观其外而知其内”，这就充分的证明了气色可以显示出一个人的健康状态。那气色的好坏，又与什么因素有关呢？答案就是气血。

气血直接掌管着我们气色的情况。从中医的角度来讲，气色好说明脏腑经络功能正常，是以气血津液的充足为基础。人体内脏器官的衰老，也会影响气色的变化，只有调理好体内的脏腑器官，通过调理内部而改善外部，肌肤才会展示光鲜，也就是说只有身体健康，才会让气色焕发光彩。

在中医里也讲究“有诸内者，必形诸外”。就如同是“将相之和，国之始兴，气血之谐，人之悦色”，将气血的和谐比作将相的和谐，由此可见，气血的充足是人体健康的源头。

因此，想要获得健康的身体，就必须让自己的气血强健起来，而对女性朋友来讲，从脸色上可以直接看出她的健康程度。由于生理因素的关系，女人的生理活动多，经、孕、产、乳的生理过程，与气血有着密不可分的关系。

那怎样调养气血，从而让我们有一个更好的气色呢？

相传神农曾经尝百草而制药。在假托其名的《神农本草经》中将药分为三品，上品是养生的，无毒，多服不会对人体有害，不老延年。而阿胶就是药中上品，而且对养生补气血有显著的功效。

在对阿胶的功效论述中，《本草纲目》载：“阿胶，大要只是补血与液。”到清代，名医叶天士称赞阿胶为“血肉有情之品”，对补血有奇效，对于血虚引起的病症有显著的治疗作用。

阿胶的主要功能有补血止血、促进造血、增强免疫力、美容养颜、抗肿瘤等。关于阿胶的来源，在李时珍的《本草纲目》中讲“弘景曰，出东阿，故名阿胶”，并赞赏阿胶“疗吐血衄血，血淋尿血，肠风下痢。女人血痛血枯，经血不调，无子，崩中带下，胎前产后诸疾。男女一切风病，骨节疼痛，水气浮肿，虚劳咳嗽喘急，肺痿唾脓血，及痈疽肿毒。和血滋阴，除风润燥，化痰清肺，利小便，调大肠，圣药也”。由此可知，食用阿胶可以很好地滋补气血，建议脸色不好的朋友可以食用一些阿胶，以达到滋补身体的功效。

有的人会说，阿胶可不是很普通的药材，好的阿胶的价格很高，对于我们普通大众来讲，这显然是一种负担。那还有什么补充气血、还原气色的方法吗？

当然有，而且不止一种。最好的方法就是食补了。现在，我给大家介绍一种食疗的汤品，桂圆大枣红豆汤。这种汤品可以说是普通百姓补气补血的最佳选择。桂圆性味温甘，益心脾，有助于气血温补，不但可以补充脾气，还能有效地防止血耗。大枣有着丰富的蛋白质、胡萝卜素、维生素及铁等微量元素，性味温甘，益气补中、补血安神。红豆有丰富的蛋白质以及维生素等，强肾滋脾。桂圆大枣红豆汤可以说是大众滋补气血的最佳选择。

其主要原料包括干桂圆、大枣、红豆、清水。先将红豆洗净，然后用清水浸泡两个小时，然后将桂圆去皮备用。将清洗泡好的红豆、大枣等加入清水，煮至水开，然后再放入桂圆。再次沸腾后，转文火煮约一个小时。

胖与瘦，气血来做主

一个气血协调的人，身体中的内气运行正常，进餐之后，可以充分地吸收有用的营养，排除体内的废气，化解身上多余的脂肪，这个人的身体自然是不胖不瘦了。而一个气虚的人，身体的气行不充分，进餐之后，原本应该吸收的营养却没有吸收，应该排除的废物没有排掉，该运化的没有运化完，结果，这些没有被排除运化的东西就转换成脂肪，堆积起来，脂肪是什么呢？其实脂肪就是我们体内没有被消化掉的垃圾。

肝脏上没有运化掉的垃圾叫脂肪肝；血管里留存的垃圾叫高血脂；肚皮上的叫赘肉：所以，肥胖的根本原因是气虚，而肥胖是一个人气虚最为明显的特征。人之所以胖，就是因为气太虚。气虚以后，人体内气就缺乏了运动的能量，气化的功能一旦变弱，脂肪与其他的废物就很难代谢到身体之外，于是，人的脂肪就开始渐渐积聚。人在吃饭以后，胃气对食物进行消化，脾气会将运化完之后最为精微的物质传送给肝，转化为血液，再输入到心脏之中，而将那些废物向下传送给大肠，最后以粪便的形式排出体外。

在《黄帝内经》中记载说“有胃气则生，无胃气则死”，中医将中气称之为后天之本。除此之外，人体内还有元气、卫气和营气，它们帮助身体转化能量和排除废物。

有的瘦人吃很多的饭，但是就是不长肉。人之所以瘦，就是因为血过于虚弱。血虚，火就会非常的旺。火是什么？火就是多余的气。气一旦多了，动力也就过于大了，不仅将应该气化的化掉了，而且将一些不应该气化的也化掉了，瘦人的新陈代谢过于强，导致身体处于一个非常亢进的状态，所以，消瘦的最终原因是血虚，而消瘦也成为一个人血虚最明显的特征。

中医将看病称之为调理，就是将气血恢复到最平衡的状态，气虚的时候就会发胖，气不足的原因有四种，因而我们将胖子分为四类：

第一种是因为气虚，就是说，这个人本身就是中气不足，气化功能弱，不能将体内的脂肪完全气化掉，在古代称之为“脂人”，形体匀称。一般的情况下，气虚的人寡言少语，很少运动，不爱冒险，总是无精打采的，气喘吁吁，说话的时候，总是虚弱无力的；容易感冒，一感冒就很难康复；看一个胖人是否气虚，就应该特别注意舌头。气虚的胖人一般舌头比较胖大，舌边淡红，边缘有齿痕。气虚的胖子很少讲话，容易疲乏，还经常健忘。

第二种是阳虚，也就说人体中的阳气非常虚弱，导致体内运化功能的减弱，在古代称之为“肥人”；他们非常的怕冷，天气很热的时候还是穿秋裤，手足冰凉，精神萎靡，大便溏薄，小便清长。

在《黄帝内经》中记载：“阳气者，若天与日，失其所，则折寿而不彰。”阳气包含肾阳、心阳、脾阳。肾阳不足的时候，生命力就非常的减弱，所以会肢冷、怕冷、肤凉；脾阳不足，消化功能就会降低，所以会大便溏薄；同时，肾阳在不充足的时候，肾水就不能正常的蒸腾上升，转化为肾气，肾气在不足的情况下，小便就会清长，甚至出现阳痿的病症。

第三种是痰湿，指人体内的气本来不是虚弱的，但是因为身体内的痰与湿热长久不去，这两样东西结合在一起，让身体中的气无法正常的运行，导致了气虚。在古代称之为“膏人”，体内有痰湿的胖人一般额头上是油光可鉴，眼睛下经常有两个很大的肿眼泡，经常是痰多胸闷，喜欢吃肉。

那什么是痰呢？痰是由脾、肾、胃运化以后而形成的废弃物，在中医上有“肺为贮痰之器，脾为生痰之源”的说法。痰可以分为内痰和外痰，藏在脏腑之中的痰我们无法用肉眼看见，但是在皮肤下的痰，我们却能够看到，它就是一个肉瘤，可以长在身体的任何位置，我们中医管这个肉瘤叫痰核。

那湿是什么呢？水进入胃里以后，水的精气就会运化到脾上，脾会将从胃中吸取的精气传送给肺，肺气沉降，调理水道，将水下沉到膀胱之中，这样的循环，水和津液就循环到身体各处。如果脾与胃的功能都出现问题，水的运化不是很及时，水就会在身体某个位置停留下来，自然形成了湿。湿就在身体中变为了死水，这样就降低了气的运化功能。

第四种是湿热，是指身体中的湿热互相结合，妨碍了身体中气的运行，在古代这种胖人称之为“肉人”。

《灵枢·卫气失常》中记载：“肉人者，上下容大。”他们脾气暴躁、易冲动，容易发火。湿热在体内留存，排不出去，导致胆气上溢，嘴巴干苦，易怒。这类人脸上还会经常长痤疮、粉刺，主要是因为体内的湿气积聚，无法排除；同时食欲很强，能吃但是不表示胃功能正常，也是脾胃虚弱的一种表现。体内的湿热对胃造成影响，胃有湿热，胃受热以后，它的消化功能就会增强，这个时候人的食欲就会大增，经常会感到饥饿。然而，胃吸收的过多，就会加重脾的运化负担，脾可以充分起到运化作用，脾的负担也会妨碍气的运化。

这类肥胖人群一般的特征是舌质偏红，苔黄腻，体内的热积聚越久，舌苔泛黄的程度也就越重，所以舌苔的颜色越深，证明体内的湿热也就越严重。如果身体内的热大于湿，就会导致大便干燥；湿气大于热气，就会造成大便黏稠，小便短赤。眼睛内充血，都是湿热型肥胖人群的常见症状。

精神越好，气血越足

假如在生活中，你看见一个人，总是无精打采的，那说明这个人肯定是气血不足。这个时候应该怎样做呢？其实只要气血充足了，那么一切问题就迎刃而解了。

如果将人比喻成为一棵大树，那么气血可以说是滋养大树的雨露阳光，身体脏器的气血不充足，就好像是大树得不到雨露的滋润，就会变得枯萎，叶子失去光泽，树干变得干枯，就有一种“枯藤老树”的感觉。相反，如果人体脏器的气血充足了，身体能量充足，那么就会神清气爽，整个人看上去神采奕奕，容光焕发，状态上来讲，人就意气风发，干劲十足。

同一个人，气血充足与气血不足就如同是两种人。

朱女士以前的体质非常的好，但是由于工作压力的渐渐增加，锻炼身体、保养身体的时间也就越来越少了。每天总是懒懒散散，无精打采的。同事们也觉得朱女士的气色越来越差了。她经常感叹岁月不饶人，对生活失去了乐观的心态，白天都非常嗜睡，工作的时候提不起精神来，总是疲倦不堪，对所有的事情都是漠不关心。肢冷，别人的衣服穿的都是单衣，她总是把自己裹得严严的。

后来，她找到了我，我问清症状以后，就告诉她是由于气血不足引起的，而且不是因为营养跟不上，而是因为缺乏体育锻炼。在我的建议下，她报名参加了一个瑜伽训练班，在教练耐心的指导下，制订了一个非常合理的健身计划。朱女士经过大半年的锻炼，朋友们都说朱女士完全变成了另外一个人，就连她自己也觉得是脱胎换骨了，她发现自己做家务有了力气，思维也变得很灵活，平常也做一些有氧运动，只要是外出活动，就一定要跑步锻炼。

为什么朱女士可以通过瑜伽的练习改善体质呢？主要原因就是练习瑜伽调养了朱女士的气血，进而让她的气色恢复健康的状态。

在《内经·上古天真论》中讲：“恬淡虚无，真气从之，精神内守，病安从濠。”在传统医学理论中，人体的主要构成就是由气、血、津液等物质构成的，所以说气是人体健康的济世，气化运动推动整个身体的活动。生命活动可以说就是气的运化。气血充足、气机充足，人体才能完成正常的生命活动。肺气充足，呼吸自然就会畅通。脾胃之气不亏，自然就会胃口大开；心气充足，才能将充足的血液运输到各个地方，人才可能有很好的气色；肝气充盈，自然就会心情舒畅；肾气充足，自然才会身体健康。由此可知，气对人体是多么的重要。

瑜伽可以有效地平衡阴阳、调和气血、疏通经络，特别有利于人体的元气增长，增强免疫力。瑜伽可以促进气血循环：瑜伽锻炼可以增强呼吸系统的功能，最显著的变化就是呼吸的加深和变缓，呼出二氧化碳的成分越来越多，氧减少以及增强气体代谢。瑜伽还可以增强心脑血管系统的功能，促进血液的新陈代谢。

瑜伽可以有效地推动机体的微循环：在人体气血循环的引导下，人体中的气血渐渐地加强微循环，将人体所需氧气和水谷精微运送到各个位置；在气血循环的推动下，人体内的各种废物快速的排出体外。此外，练习瑜伽可以促进排便功能的发挥，增进肠胃功能，排除体内毒素，还能促进人体新陈代谢，有效地促进微循环。

由于人体是一个有机的整体，人体的脏器运动都是相互关联的。瑜伽运动可以有效地改善体质，让人处于一个健康的高能状态，促使体液的分泌，加速酶的合成，调节人体的平衡，增强人体生命能量，最终达到长寿的目的。

为了让我们有更好的气色，不如就尝试一下瑜伽训练吧！它一定会带给你一个容光焕发的面容，让你重新找回自信。气血充足，精神自然好。

头发出现情况，气血是主因

气血充足，头发则浓密、光亮、柔润。气血不足，头发则稀少、枯萎、不泽。所以滋养头发的最好方法就是补肾。

头部位于人体“最高指挥场所”。但是由于其“高”的特点，很难将头发所需要的全部营养送达上去，头发就如同地里面的庄稼一样，当养料不充足的时候，就会出现叶子发黄、枯萎的现象。可以这样说，所有的脱发与发质问题都是因为头发的营养与代谢问题。

漂亮的兰兰今年二十岁了，以前有着一头乌黑亮丽的头发，但在早晨梳妆的时候发现，兰兰的头顶处有两处看着光秃秃的，头皮还泛着白光。

当兰兰来到医院治疗的时候，大夫诊断为“斑秃”。于是就在医院开了一些利于头发生长的药，但是没有起到作用。后来，又用了很多的“偏方”，但是都没有取得预期的效果，而且病情似乎比以前更严重了。随着头发稀稀落落的掉下，兰兰的情绪越来越低落，辞了工作，在家里的时候还是戴着假发，也不再喜欢和别人说话了。

这可把兰兰的母亲给急坏了，便托人找到了我。我经过仔细检查后发现，兰兰的症状属于身心疾病的范畴，斑秃的主要原因与气血亏虚、肝肾不足有关，七情内伤，神志抑郁，心思忧虑，影响气血正常的运行，毛发因为得不到充足的营养而脱落。我对兰兰说：“你应该从目前这种伤心的状态走出去，否则你的病症很难根治。”目前，经过心理的调节及对气血的补充，兰兰又长出了新的头发，恢复了以前的青春靓丽。

我们要了解头发与气血之间的关系，那就应该熟悉一下我们的督脉。

由于督脉在脊椎之中，经络直达其脑，经过头顶，向下连接于肾，在肾、脊髓、脑髓、头发之间形成了一条通路。所以，当肾气充足，骨髓冲盛的时候，则随精气到达脑部，头发自然就会浓密而有光泽。毛发的营养源可以归为血液，其生长的机能在于肾。肾为先天之本，收藏精气的脏器。不仅藏先天之本，还收集各种水谷精微化成的津液和精气，即后天之精。可以很好滋养体内的脏器，是维持生命和身体健康的基础。肾气充足，头发自然乌黑浓密。

在《素问·上古天真论篇》中讲："女子七岁，肾气盛，齿更发长；二七而天癸至，任脉通，太冲脉盛，月事以时下，故有子；三七，肾气平均，故真牙生而长极；四七，筋骨坚，发长极，身体盛壮；五七，阳明脉衰，面始焦，发始堕；六七，三阳脉衰于上，面皆焦，发始白 丈夫八岁，肾气实，发长齿更；二八，肾气盛，天癸至，精气溢泻，阴阳合，故能有子；三八，肾气平均，筋骨劲强，故真牙生而长极；四八，筋骨隆盛，肌肉满壮；五八，肾气衰，发堕齿槁；六八，阳气衰竭于上，面焦，发鬓霜白；七八，肝气衰，筋不能动，天癸竭，精少，肾脏衰，形体皆极；八八，则齿发去。"这就说明了头发的变化是跟随着人们的一生的。随着时间的推移，头发的变化与肾气的盛衰有着很大的联系。

肾与头发的关系主要是在精气对头发的生理影响上。有三种表现形式。第一，肾精转化血液，滋养头发；第二，肾精催生元气，促进头发生长；第三，肾精通过督脉的运送功能作用于毛发。而督脉入骨髓而归于肾，所以头发的营养来源就是气血，而原动力则在于肾。

血可以为头发提供营养。血为全身的组织及器官提供营养，同样也会对肌肤、头发产生影响。血的运作，就必须通过气的推动，上注于肺，在经脉中运行，使之均匀的遍布全身各处。"发为血之余"，血气旺盛，则头发乌黑浓密，血气虚亏，就会导致头发的掉落、稀疏。由于血气与毛发之间的关系非常密切，所以在气血出现问题的时候，比如说有血热、血燥、血瘀等病症的时候，就会在头发上产生征兆，比如说脱发、白发、少白头等。另外，长时间紧张学习或者是上网的人，大脑剧烈活动就需要吸取更多营养，而且生活不规律，也会让头发因为缺乏营养而脱落。只有补充气血并运送至大脑，才是根本的解决办法。特别是对年轻人来讲，只要选择正确补充气血营养的方法，头发问题的解决可以说是轻而易举。

眉毛浓密，气血旺

眉毛不仅对我们的相貌起到装饰的作用，而且可以说是健康的天气预报图，眉毛漂亮的人说明气血多，而眉毛不好的人说明其气血少。

有人将眼睛比作是心灵的窗户，那眉毛自然成为了心情的一条门缝。也可以这样说，眉毛既是我们容貌的装饰品，也是心情的一个窥视窗，同时也是我们身体健康的重要指标。眉毛的形状、眉毛的浓密程度，眉毛是否结实，都可以反映我们身体的健康程度。提前了解眉毛与我们健康之间的关系，对于我们自身的健康有很大的好处。

雯雯是个 12 岁的小女孩，眉清目秀，非常讨人喜欢。可是她的性格非常的内向，有什么事情都装在自己的心里，从不与家人进行沟通。那天不知道有了什么样的伤心事，雯雯又哭了起来。妈妈就开始耐心地安慰她，替她擦眼泪的时候，忽然发现雯雯的眉毛在一点点地脱落，马上让妈妈紧张起来。第二天一早，妈妈就带雯雯去了我的一个朋友的诊所。还有一件事是让人意想不到的，在雯雯的上眼皮处，我的朋友发现了一块很小的白斑，被确诊为晕痣（白癜风的一种）。雯雯的妈妈非常的着急，我的朋友解释道：眉毛脱落、白斑出现，这就说明了雯雯的气血非常亏虚，不过发现非常及时，现在比较容易治愈。

在我国最早的医书典籍《黄帝内经》中曾讲："美眉者，足太阳之脉血气多，恶眉者，血气少也。"这里讲到的"恶眉"，古人将其解释为"眉毛无华彩而枯瘁"，也就说没有光泽而且干枯。由此可知，眉毛长粗、有光泽、浓密，说明气血充盈；反之，眉毛稀短、干枯、无光泽，就反映出了它的气血亏虚。

既然可以从眉毛的外观上看到我们的健康状态，那我们如何去了解眉毛的形状以及特征呢？现在我就介绍给大家一些方法去甄别。

（1）眉毛枯燥。正常的情况下眉毛应该是非常有光泽的，如果眉毛很直而且非常的干燥，女性朋友就可能是因为月经不调而引起的，男性朋友有可能是因为神经系统出了毛病。有的小孩子营养不充分，眉毛显得发黄而且枯焦，一般都是因为肺气虚弱引起的。

（2）眉毛非常的浓密。眉毛浓密代表着人的生命体质非常的强，但是，如果是女性朋友的眉毛非常的浓黑，就有可能是因为肾上腺皮质功能亢进。

（3）眉毛粗短。一般脾气暴躁，容易冲动，需要警惕急性并发症。

（4）眉毛下垂。一般都是因为面部神经麻痹造成的。如果只是一侧下垂，就说明下垂的一侧得了神经麻痹，眉毛一般无法抬举。有的是单眼睑下垂，让另一侧的眉毛显得比较高。

（5）眉毛脱落。眉毛脱落一般是因为气血衰弱、体弱多病造成的，这类人容易肢冷，肾气不足。甲状腺以及脑垂体功能减弱的患者往往会眉毛脱落，特别是眉毛外侧的三分之一处比较明显。患有严重贫血的人也会眉毛脱落；斑秃患者，也会毛发脱落。

（6）眉毛冲竖。眉毛向上冲竖，说明病情已经到了很危急的时候，这类患者应该抓紧治疗。

（7）眉毛倾倒。代表病情非常的严重，尤其是注意胆的变化。

古代的人认为眉毛长的即可长寿，所以将长眉又称之为“寿眉”。然而，具有关研究发现，“寿眉”并非是健康的征兆。

寿眉的形成主要与调控失衡有关，如果是在中青年时代出现寿眉，可能是患有免疫性疾病或是在肿瘤疾病的潜伏期内。寿眉形成的越早，机体功能失调也就越早，步向衰老的步伐也就越快，肿瘤的发病概率也就越高，故认为，五十岁左右出现寿眉比较正常，但是单个发生为好。对于处于青壮年来讲，特别是出现状束或是丛状要特别注意，跟踪观察，早检查、早治疗为好。

需要特别提醒的是，有的女性觉得细眉弯弯，常常会拔去一些“不对称”的眉毛。更有甚者，将所有的眉毛全部拔光，然后到整容医院文眉，这样做是非常损害健康的。要知道眉毛不仅仅是面部的装饰。人体的免疫机能，是通过不同的组织合作而完成的，细细的眉毛也会起到防御的功能，假若没有细细的眉毛阻挡，汗水与雨水就会流到眼睛里面，可能就会对眼角膜造成伤害。由于眉毛周围遍布很多神经血管，如果经常拔出眉毛，可能就会给神经血管造成损害，导致面部肌肉的失调，从而引起多种不良反应。因此，提醒那些爱美人士，自然美才是最高境界，不要轻易拔掉自己的眉毛。

面部颜色，气血的晴雨表

脸色差，不仅会影响到我们自身的美观，而且直接反映出了身体的健康状态。当人体的气血亏虚的时候，脸色一般就会出现暗黄、色素沉积，显得没有精神。气血充足的时候，脸色自然就好。

“去年今日此门中，人面桃花相映红，人面不知何处去，桃花依旧笑春风。”诗人崔护这首感叹世事的诗句，不知道让多少人魂牵梦萦，也不知有多少女人想成为“桃花美人”。面若桃花可以说是爱美女性的一个夙愿，为了可以让自己保持靓丽的容颜，女人们不惜花费重金美容，购买很多的高档化妆品，其实，如果女性朋友不注意对自己的气血调养，再高级的化妆品，进再高级的美容院，也只是“解一时之渴”，因为气血才是保养气色的关键。只有气血的滋养充足，人才会神采奕奕。

小雅还是中学生的时候，脸蛋就是一个红彤彤的苹果，邻居看见就会夸：“瞧，这丫头的脸蛋真好看。我做女儿的时候也是这样的，现在完全变了。”小雅倒是不以为然，甚至觉得这样让自己很“土”。

十年后，她的审美眼光有很大的提高，开始崇尚自然洒脱的美，可是脸蛋已经变了样，不再是以前那样“面若桃花”了，有些苍白，最不好的时候是蜡黄。有一次参加义务献血，还被好心的护士阻止了。人们往往是失去以后才会去珍惜，这个时候小雅才知道邻居为什么那样羡慕她。

为什么原本红扑扑的面庞会有如此的改变呢？其主要原因就是气血亏虚导致的。人的气血充盈和亏虚，都会从脸色上显现出来。面色可以充分反映一个人的健康程度。

脸色苍白：一般认为是气血亏虚、失血，呼吸系统出现问题时脸色就会发白；长期病重体弱、大出血、慢性肾炎也会导致脸色发虚；有贫血或是严重贫血，会因为体内的血红蛋白不足导致面色出现白色或是暗黄。

脸色潮红：中医学一般将其视为热症。血得热则行，脉络充沛，血流的速度加快则皮肤呈现红色。血压较高的人一般都会呈现出红色的面容；结核病患者总是处于低热的状态，脸部、颧部也会泛红。

脸色发黄：中医学认为，只有体内湿热严重才会导致脸色发黄，黄色晦暗一般都因为寒湿；面色萎黄，一般是因为心脾虚弱、血气不足。

脸色发乌：一般由于血瘀或是肾病引起，常为重病。此外，长期服用某种药物，如砷剂、抗癌药等，也会让面部在不同程度上有发乌的症状。

脸色发青：大多为气血不通、经络运行受阻所导致。心力衰竭、先天性心脏病、肝病导致血液中的废物增加，也会让面色变成青紫色。

从面色的程度和湿润度来讲，健康的皮肤皮脂可以正常的分泌汗液和油脂，皮肤会保持柔软的状态。气候因素的影响会引起皮肤的干燥，如多风、寒冷等。有些疾病也会导致皮肤的干燥，例如糖尿病，葡萄糖的含量变化也会引起皮肤的干燥。

气血失和不仅会导致面色发黄暗淡，还会引起各种各样的皮肤问题。皮肤可以显现一个人的精神风貌，它的活动与气血密不可分，如果气血运行不正常、阴阳失衡或者是脏腑功能发生变化，都可以造成皮肤的病变。

脾肺的生化而形成气血。如果饮食不规律，脾脏功能就会失调，气血不足就无法起到滋润皮肤的作用，或者食用一些辛辣油腻的食物，体内湿热，湿气到脸部，就会起红色斑点。

气血的凝聚是通过肾脏完成的。如果压力很大，女性经期不调就会引起肾虚，肾脏所聚集的阳气更加的不足，不能将能量运送到全身各处，只好四处弥散。血气就会瘀积在面部，就会滋生黄褐斑。

肝脏可以收藏气血。如果疲劳过度，情绪不良，也会导致肝气的郁结，气血运行不畅，无法润泽皮肤，就会出现各种斑点。

因此，我建议那些面色不佳的人士，在没有具体的病症出来以前，最好的方法就是食补。面色发白的人可以补充一些肉类产品，比如鸡鸭鹅类的品种，必要的话，食用一些桂圆、红枣等补血益气的滋补水果。面色潮红的人最好不要吃有刺激性的食物，避免面部冷热刺激。体质偏寒的患者最好多吃些牛羊肉、生姜，达到可以驱寒的目的，促进新陈代谢。对于营养不良引起的面黄肌瘦，就要调整自己的饮食习惯。面色发黑的肾病患者就应该吃一些补肾食品，如木耳、银耳、山药、黑豆、黑芝麻等。

形体异常，气血紊乱

高矮胖瘦不光受遗传因素的影响，也不完全是受饮食、运动的影响，一般情况下，是受到气血水平的影响。

标准的体重和体型是衡量健康与否的一个标准，可是现在，符合大众健康的身材越来越少了。有人认为，高矮胖瘦是由父母的基因决定，还有人认为胖瘦与饮食结构有关系，可是很少有人会将体型与气血相互联系起来。但体型的变化，也可以说是气血变化所引起的。

郑先生今年 40 岁，人到中年，体重猛增，在短短不到半年的时间里，体重增长超过了三十斤，伴随着体重的不断增加，身体也出现了一些小毛病，打呼噜、心慌气短、睡眠质量也不是太好。郑先生觉得是因为肥胖所引起的，所以就加入了减肥的行列中，每天坚持锻炼身体，去健身房举杠铃。这样经过一段时间的锻炼，体重有了明显的下降，可是情况又有了变化，稍一停顿，体重又回到了以前的数字。这样坚持了几次，折腾得郑先生无计可施，最终放弃了减肥的计划。

他的妻子对他的状态很担心，经过一个朋友的介绍找到了我，经过诊断为脉络不通，采用针灸治疗的方法。这次的结果非常显著，经过一个疗程的治疗，郑先生的体重减轻了 20 多斤，为了防止反弹，郑先生又坚持了两个疗程，到现在，体重一直也没有增加。

为什么针灸可以起到减肥的疗效呢？这是因为绝大多数肥胖的人经络都不是很通畅、气血运行受阻。经络不通、气血不畅就会导致体内脂肪的代谢减缓，血液中糖分没有办法分解，引起了脂肪在各处的堆积，导致了肥胖病症的发生。通过针灸的治疗，可以很快疏通经络，调和气血，自然可以将多余的脂肪减掉。

肥胖与气血有很大的必然联系，那我们再谈一谈那些体型偏瘦的人，是否与气血存在联系呢？

体型瘦弱的娇娇想让自己的体型变得丰满一些，觉得最安全可靠的方法就是采用中药。她就找到了我的一个朋友，我这个朋友是中医美容方面的专家。而从中医学角度来研究，身材圆润与气血、经络、脏腑有着必然的联系，最主要的影响是来自于肝、肾、脾。假如是自身的气血不足，有嘴唇发白、失眠、头晕等症状，肯定会对身体成长有所影响，导致身体发育不全面。同样，肾亏虚，脾胃不和，肝气郁结等都会影响身体对气血的吸收，身材单薄，如果不及时进行调理，很难让自己有一个凹凸有致的身材。

对娇娇的身体状况进行了解以后，我的朋友给她开了一个美体药方，包括药物治疗方、食疗方，以及锻炼方。娇娇严格按照我的朋友的方子去做，经过几个月的坚持，整个人果然变得光彩照人，身材标致。

除了肥胖和偏瘦体质以外，所有的身材发育问题都可以归纳为气血问题。根据医学家的总结研究，身材发育不良主要有以下三种情况：

（1）气血不足型：一般都是因为先天的体质过弱而导致的，或者是后天的营养不良，腰肾亏虚，导致身体瘦弱，缺乏抵抗力。

（2）肝气血滞型：这类人一般都是偏好辣性食物或是热性体质，一般表现为情绪不稳定，也容易忧郁；乳房经络不通畅，经期乳房胀痛，生产后乳汁不充足，乳房容易胀痛。

（3）肾精不足型：先天体质虚弱，后天营养不良，肾有损伤。一般表现为早衰，腰肌酸懒，头晕，记忆力减退等。

在进行治疗的时候，不同类型的病症要根据不同的体质来治疗。比如肝气血滞的患者，可以服用“柴胡疏肝散”进行疏肝理气，活血化瘀；而气血不足的患者，可以服用“十全大补汤”；肾虚不足的患者，可以服用一些固本培元的药物，补充气血，补充肾脏的不足。在食疗和药疗的配合下，还可以加强自身的体质锻炼，做一些保健操，提高免疫能力，达到最佳的调节平衡阴阳的作用。身体可以充分吸收能量，身材自然也就健壮起来。

耳朵也能够看出气血之病

耳朵不仅是五官中的听觉器官，被称之为大脑的“开关”。它除了对听觉有掌管作用以外，也是一个保持身体平衡的器官，还是判断气血是否充足的重要依据。

人的气血是否充足可以从而耳朵上表现出来，如果你觉得不可思议，你可以进行观察。现代人的体质越来越虚弱，有一个很明显的现象与之相对应，那就是现在的人耳朵越来越小，就是在年轻的这一代中，都很难看到肥大、圆润、饱满的耳朵了。而像这样大耳朵的老人却很多，这说明以前人的体质要强于现代人的体质。

如果耳朵的颜色是粉红的，有光泽而无斑点，无皱纹，饱满，就说明了气血非常的充足。而没有光泽、暗淡就表示气血正在下降。如果耳朵有萎缩、干燥、泛黄的特征，就表示这个人的肾功能开始衰竭，这时就应该注意了。

此外，很多耳部疾病都是由气血不足所引起的，就拿比较常见的耳科疾病耳鸣来说吧，就是与气血失调有很大的关系。

耳鸣是一种非常常见的耳科疾病，目前对其诱发因素还不是很了解。中医理论讲，肾开窍于耳，因此大多数人觉得耳聋与肾虚的关联程度是最大的。在明代医籍《景岳全书》中记载“肾气充足，则耳目聪明，若劳伤血气，精脱肾惫，必致聋。故人于中年之后，每多耳鸣，如风雨，如蝉鸣，如潮声者，是皆阴衰肾亏而然。”

不过，如果觉得所有的耳鸣都是因为肾虚所引起的，就走入了一个非常大的误区，因为耳朵与其他的脏腑器官都是相连的，五脏六腑、十二经脉之气血失调都可能导致耳鸣。除肾虚以外，风热外侵、肝火旺盛、痰火郁结、血瘀气滞、气虚血弱等原因都会引起耳鸣。因此患者在进行治疗的时候，就应该对号入座。

周先生现年 45 岁，属于国家公务员，妻子是中学老师，有个女儿也非常的聪明，在外人眼里这是一个非常幸福美满的家庭。可是他与其年龄一点都不相符，总是非常的抑郁，心情总是不舒畅，在向我说明病情的时候，思想负担也是非常的重，因为这几年都被耳鸣所困扰，去过北京、上海就医，很多的大夫都这样说“现在也没有什么药可用，时间久了，聋了就不鸣了”，这句话深深地刺痛了周先生的心，使整个人更无精打采了，耳边总是轰鸣声，耳朵总是有不同的声音伴随着，非常痛苦，更让他害怕的是听力越来越差，就担心自己会变成一个聋子。他的妻子经人介绍找到了我，带他来我这里就诊。我用了一个药熏的办法，一个疗程就没有耳鸣的症状，心情也好了，睡眠质量也提高了，于是我给他开了第二个疗程，后来他听力完全正常了。

为什么烟熏有这样的疗效呢？那我就介绍一下这种方法：利用药物对耳部进行熏蒸，使耳部的毛孔受热后充分扩张，药物随蒸气直接到患病处，药物可以充分被耳朵吸收，可以提高耳部的血液循环。可以有效地增强耳部的代谢功能，从而有效地调节耳神经、耳鼓膜以及脑部的供血；耳部经过药熏，通过药作用于耳神经，为受伤的听觉神经提供营养。另外，采用矿物类、动植物类中草药的调配治疗，可促进耳蜗听觉神经的再生，这就是内外结合，达到恢复听力的效果。

治疗耳鸣是通过调理耳部气血发挥作用。那么怎样保护耳部的气血呢？

传统中医认为，经常对耳朵进行按摩，可以起到疏通经络的作用，运行气血，调理五脏的功效，可以有效地缓解耳聋、高血压等疾病。主要步骤是：

按摩耳轮：双手握住外耳侧，用拇指和食指沿耳轮上下来回按摩，让耳轮有发热感。

下拉耳垂：用两个拇指对耳垂进行下拉，手法由轻到重，每次不低于 15 次。

推摩耳根：食指放在耳根以前，拇指放在耳后沿耳根上下推拿，每次不低于 40 次。推后感觉耳部发热，面部、头部也有发热感。

上拉耳廓：用右手绕过头部拉住左耳廓向上拉不低于 15 次，再用左手以同样的方法拉右耳廓同等次数。

按摩耳朵时动作要轻柔，最好不要感觉到疼痛，每次 3 ~ 5 分钟。清晨起床和睡觉前推拿，长期坚持，效果更佳。

看手掌，查健康

我们对于算命看相一类的事情都是很反感的，但是你可能不知道，在有的时候，通过观察手相就可以知道一个人的健康状况，为什么会这样呢？

其实我们手掌的样子可以充分反映气血的状态。通过看手掌，能将我们的健康情况一览无余。因此学会看手相，就能知道自己气血的情况。

就如同植物一样，表面枝繁叶茂，说明其生命力旺盛，若是干枯叶黄，则说明这株植物出现了毛病。道理其实都是相通的，从脸色、头发、眉毛等就可以看出其体质的强弱，而且从传统医学经络角度来讲，所有的经络状况都可以从手掌中看出端倪，所以说观察手掌，就可以知道一个人的健康程度。

我曾经遇到不少这样的患者，他们的症状都很一致，一到冬天就开始感冒、手脚冰凉，免疫力非常低。这种症状的病发原因是什么呢？

冬天，气温非常的低，空气异常的干燥寒冷，那些免疫力差的人就会出现各种病症，反复感冒，特别是女性朋友。主要是因为其生理原因造成气血亏虚，全身器官得不到气血充足的供养，导致各种代谢功能的失调紊乱。这时就会出现中医所讲的虚症，通过身体而反映出来，最为普遍的症状就是手脚冰冷。所以治疗这种病症，最好的办法就是调养气血，增强抵抗力。

我们已经谈到了手掌与气血之间的关系，了解到手掌冰凉是气血虚亏的表现。冬暖夏凉才是最佳的手掌温度，如果不是这样的，那就说明气血有了问题。

但是，手掌的温度也是有区别的，不可一概而论，分为手的感觉、手掌的状态和手指的冷热等情况：

（1）手感热：正常情况下有两种，一种是虚火，就是摸的时候又感觉不是很热了，一般是因为甲状腺功能亢进，肝肾阴气不足而导致的，常见的病症是失眠多梦、口干口苦、心烦、高血压、咽喉炎、糖尿病等。另外一种是有炎症，常见的表现就是发烧、头痛。

（2）手感寒：一般为脾肾血虚的症状，常见的症状为甲状腺功能降低、经络不畅、微循环出现状况，易疲劳、易感冒，女性容易出现月经不调的症状。

（3）手指热：一般容易便秘、三脂高、血黏稠。

（4）手指凉：气血运行不畅，容易劳累，多梦、心慌心惊、头晕头痛。

（5）手掌热：心火过盛，常见病症为心烦、口干口苦、咽炎、多梦等。

（6）手掌凉：一般是脾胃过寒、消化系统较弱，易消化不良、贫血、疲倦乏力。女性容易出现月经不调、白带增多的症状。

（7）寒热交错：手指热而手心凉，或是手心热而手指凉，或是一只手热一只手凉，这就是我们常说的阴阳失调。常见为夏天怕热，冬天忌冷；吃凉易腹泻，吃热易上火；上热下寒，总是忽冷忽热，虚不受补。心情烦躁、失眠多梦，容易出现咽喉痛，内分泌失调。

除了感受手掌的温度以外，手掌的颜色也会告诉我们很多气血的信息，最健康的手指颜色应该是手尖红而手掌白，这样的手掌颜色说明肝气畅通，血脉非常的强盛，人自然百病不生。另外手掌摸起来非常软的人，是因为气血不足、血糖低。手掌很厚而且很粗的人，气血肯定是非常低的，导致手掌中堆积很多的垃圾，表面上的皮肤也不经常更新，说明组织的再生能力很差。

手背上的血管也给我们带来了很多重要的健康信息，气血不足的，血液总量不足，血管就很难找寻，到医院打吊瓶的时候，很难发现血管，有时血管会出现凹陷。有些血脂非常的高，血管的颜色很深，糖尿病病人的血管颜色就很深，但是缺乏弹性。随着气血的提升，血管也会扩张起来，颜色就会变淡，而且富有弹性。

指甲纵纹，明晰你的气血

我们手指上的指甲都是气可以运行到的地方，在《黄帝内经》中记载："阴阳交替生动气，动气者，十二经之根本。"从中医角度来讲，指甲是脏腑器官的外容，与经络脏腑有密不可分的关系，可以充分反映人体的健康变化。

现在，美甲成了一种时尚，爱美女性的指甲总是花花绿绿的，甚至，连脚指甲也有了艺术的灵感，非要让自己的全身漂亮起来不可。不可否认，爱美是很多女性的共同特征，张扬个性，寻找真美不可或缺，但是，在追求美的同时，你是否考虑过自己的指甲呢？

指甲的构成元素是角质层与蛋白质，是表皮最为基础的结构。

你觉得修剪指甲的时候不会疼痛，就认为不属于身体的范畴。而从中医上来讲，指甲都是经络所储存精血的地方，所以说指甲是气血的源头，是阴阳交替的关键部位。

气为阳、血为阴，气血为我们的生命活动提供基本的物质。如果人体的脏腑器官失调，气血的运化受到影响，作为肢体末梢的甲床也同样会受到影响，因而指甲的外观也会出现各种变化。中医理论讲，肝脏贮血，主筋，爪为筋之所余。因此指甲的健康与否可以充分反映气血的功能是否正常，各个脏器是否处于最佳状态。

健康的指甲红润而含蓄，坚韧而呈弧形，并且有光泽而平滑，它的根部呈半月状的灰白色。压其前端，放开后血色恢复很快，说明气血充足，运行通畅，人体健康而且免疫力强。因此我们不妨学一学从指甲上看气血的情况。可能有的人就会觉得奇怪，这个指甲真的那样的神奇吗？

从中医的角度讲，指甲为脏器之外延，通过经络与脏腑相连，可以看出身体的生理变化。比如说，指甲上半月形的灰白色，也叫月牙儿，它是我们精气的表现，所以被称之为健康圈。正常来说，十个指头上最起码要有 8 个月牙儿。而属于寒性体质的女性，指甲上的月牙是很少的；越少，就说明精力很弱，体质越寒，也就说明免疫力低下，手脚发凉。

比如说，在小的时候，不小心指甲里扎了一个刺，就会有一种钻心的疼痛，因为手指上都是有与之相对应的经络，经过四肢而连接到大脑，所以就有了“十指连心”的说法。再则，指甲下面血管的数量很丰富，一刻不停地在运动。

月牙的形态大小受环境、身体素质、心情的影响很大。当消化系统出现问题的时候，或者体温变化时，月牙儿也会变化。

传统医学讲究望、闻、问、切，通过观察指甲的颜色、斑点和纹路等变化，可以推断出人体的生理变化。

我们指甲上的月牙儿与我们的脏腑的关系非常的密切，就拿拇指上的月牙儿来说吧，如是粉红色的，表示胰脏机能不是很好，表明经常感冒、食欲不振；如果食指月牙儿的颜色是粉红色的，就表明肠胃不好；若中指是这样的颜色，说明精神很紧张，容易头痛头晕、思路不清、失眠多梦；如果无名指的是这样的颜色，则说明内分泌紊乱，女性容易在生理期紊乱；如果小拇指是粉色的，则说明心脏供血不足，内脏功能不协调，呈红色时，患心脏病的概率比较大。

另外，不管是哪个拇指的月牙儿的颜色有变化，都说明身体出现了毛病。

如果是呈现灰白色，表明胃肠功能或是精神状态出现问题，易导致贫血、易劳累；如果是紫色的，表明比较容易患有心脑血管方面的疾病，血液循环不通畅，供氧供血不足，脑动脉硬化；如果是黑色，一般表明是患有非常严重的心脏类疾病，肿瘤或长时间服药，药物服用过量或是重金属中毒。

如果拇指上月牙儿的面积不足五分之一，就表明精力不足，肠胃吸收营养的功能差；如果月牙儿突然缩细、消失或是缺少光泽，可能就已经患上了消耗类的疾病，比如说失血；月牙儿的面积若是大于五分之一的时候，一般是心肌肥大，容易得高血压、中风、心脑血管等疾病。

有的人指甲表面非常的粗糙，仔细观察，还会发现有一道道的竖纹。如果这种情况出现的时间很短，而且消失非常快，一般是因为过度操劳、脑力劳动负担过重；如果竖纹总是存在，则可能是因为身体中的某个器官正在慢性病变。如果是黑色的竖纹，就说明肝肾的机能正在衰弱。

还要说的就是出现横纹，最先出现在指甲的底部，它随着指甲的生长方向生长，逐渐向上，这种变化是指甲对病变的变化记录。如果横纹非常细小而且很多，就表明患有慢性消化系统的疾病，比如说：肠胃炎、结肠炎、胃病等。如果指甲上只有一条很深的横纹，则表示胃肠疾病已经很严重了。横纹是凸起来的表示是心脏类的疾病，还表明肝脏出现问题，或维生素缺乏症。

在传统医学中有“精不足补之以味”的说法，也就是说，人体应该及时的供给营养。最好是补充优质的蛋白质，比如说蛋类、奶类、豆类、鱼类、黑色类食物、种子类食物、胚胎类食物等。

由此可知，我们的指甲可以说是我们健康的晴雨表，在日常生活中，我们要经常观察它的细微变化。特别是那些爱美人士，不要忘记时常看一看指甲的变化，让它显露出原来的样子。

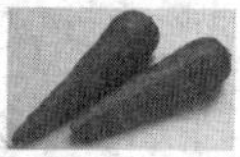

第三章

调气养血，先排毒

垃圾食品，侵害你的免疫力

当人们津津乐道于水果、牛奶、豆浆、蔬菜等健康食品时，却忽略了另外一种食品，我们称之为“垃圾食品”。这些食品只为我们提供热量，但是很少提供营养给我们，而且食品中还有一些可以致病的有害成分。

随着人们生活水平的提高，饮食结构有了很大的改变，在以前我们只能吃几类简单的食物，可是现在，像什么腌制食品、精制甜点、速冻食品等花样繁多的食品在超市的货架上，简直让人应接不暇。

世界卫生组织公布了世界上十类垃圾食品，它们分别是油炸类食品、饼干类食品、方便类食品、可乐类食品、腌制类食品、罐头类食品、烧烤类食品和蜜饯类食品、冷冻甜品类食品、加工类肉食品。

腌制类食品：有毒的亚硝酸盐。

食用的盐过量就会对心脏造成伤害，腌制类食品在制作的过程中就会产生亚硝酸盐。不过亚硝酸盐并不是直接给人带来伤害，而是会致癌。

油炸类食品：必用的明矾！

明矾是一种含铝的无机物，铝元素被人食用以后就会侵害脑神经，使人的记忆力减退。油炸食品也会造成心脑血管的疾病，在高温油炸以后将里面的营养元素破坏倒不是很严重的问题，但会产生一种叫做丙烯酰胺的致癌物质。

很多人早晨都有吃油条的习惯。肯德基一类的西式餐点涌入我国，并且得到诸多年轻人的青睐。油条、薯片、炸鸡块等油炸类食品也是一类主流的食品，但是里面却有过量的明矾。

可乐类饮料：消耗你的钙。

可乐类饮料可以说是年轻人比较喜爱的食品，但是处于成长阶段的儿童最好不要饮用。因为可乐中的碳酸可以将骨骼中的钙溶解掉，会使骨骼中的钙质流失。多数碳酸饮料中都含有色素，而里面的含糖量也很高。

便类食品：吃方便面不如不吃！

经常出差往返各地的朋友肯定对方便面不陌生，方便面可以说是旅行人士最便捷的食品。但是这类食品只能填饱肚子，不能够供给营养。方便面里面含有一定的盐、防腐剂等，长期服用损害肝脏。

蔬菜饮食解毒好

经过医学家研究，只有及时将自己体内的有害物质以及过剩的营养消除，让身体保持清洁，才能保证身体的健康整洁。现在我给大家推荐一些排毒的蔬菜。

一、木耳

木耳有解毒排毒、涤肠清胃、止血和血等功效。木耳富含丰富的脑磷脂、葡萄糖、蛋白质、胶质、碳水化合物、纤维素、维生素B_1、维生素B、维生素C、钙、铁、磷等多种营养成分，可以称之为“菜中灵芝”。木耳中还含有一种植物胶质，有非常强的吸附力，可将残存在呼吸系统的肺尘吸附起来，再排出体外，具有非常好清肺排毒的功效。

二、黄瓜

营养学家记载，黄瓜富含维生素C、维生素E、烟酸、铁、胡萝卜素、钙、磷等营养成分，同时黄瓜中还含有葫芦素、丙醇二酸、柔软的细纤维等成分，是养颜排毒的佳品。

黄瓜中含有黄瓜酸，可以有效促进人体新陈代谢，排出毒素。维生素C可以美白肌肤，保持肌肤的细腻，抑制黑色素形成。黄瓜还能有效抑制糖类物质转化为脂肪，对肺、胃、心、肝及排泄系统都非常有帮助。

三、荔枝

荔枝有益肝补脾、止渴生津、解毒止泻等功效。营养学中认为，荔枝含维生素A、维生素B_1、维生素C，还含有游离氨基酸、果胶、蛋白质以及钙、铁、磷等多种元素。现代医学证明，荔枝可以改善肝功能，加速排毒，促进细胞生成，使皮肤细嫩，有补肾健肾的作用。

四、海带

海带具有平喘消痰、通便排毒的功效。海带富含丰富的蛋白质、甘露醇、胡萝卜素、脂肪、糖类、藻胶酸、粗纤维、维生素 B_1、维生素 B_2、维生素 C、烟酸、钙、碘、磷、铁等多种成分。特别是含有丰富的碘元素，可治疗甲状腺肿大和碘缺乏的病症。它所含的蛋白质中，包括 8 种氨基酸。海带的碘化物被人体吸收后，可以加速一些废物的排出，有防止动脉硬化、降血压的作用，还能促进多种毒素的排出。

海带上面有一层略带甜味的白色粉末，是一种非常具有医疗价值的甘露醇，有非常好的利尿作用，可以缓解药物中毒、浮肿等病症。

五、苦瓜

苦瓜有排毒解毒、养颜美容的功效。苦瓜中含有糖类、蛋白质、粗纤维、维生素 C、维生素 B_1、维生素 B_2、胡萝卜素、烟酸、钙、铁等成分。经过现代医学研究发现，苦瓜中含有一种防癌的活性蛋白，这种蛋白质具有非常好抗癌防癌功效，能提高免疫力，清除体内的有毒元素的功能。

六、胡萝卜

胡萝卜有健脾和胃、养血排毒的功效，有人将其称之为“小人参”。胡萝卜富含糖类、花青素、胡萝卜素、维生素 A、维生素 B_1、

维生素 B_2 等营养成分。经研究发现，胡萝卜是非常有效的解毒剂，它不仅胡萝卜素丰富，而且维生素 A 和果胶也很丰富，与体内的汞离子结合之后，也可以降低汞离子的含量，加速体内汞离子的排出。

七、冬菇

冬菇具有益气健脾、润燥解毒等功效。其含有谷氨酸等 18 种氨基酸，人体所需的就有 8 种氨基酸，在冬菇中就有 7 种，同时它还有多种蛋白酶以及葡萄糖、维生素 A、维生素 B_1、维生素 B_2、烟酸、铁等成分。经现代医学研究，冬菇中还有多糖类物质，可以提高身体的排毒能力和免疫力，增强身体的抗癌能力。此外，冬菇还可以有效的降低血压、胆固醇，有强心保肝、预防动脉硬化，加强身体代谢能力的作用，是强身排毒的最佳食材。

运动简单排毒法

休闲娱乐是我们生活中不可缺少的一部分，据有关专家研究发现，人在心情愉快的时候，可以帮助身体排除毒素，在获得快乐的同时也能将身体调节成最佳的状态。现在我介绍一些休闲娱乐的方法。

古代高士追求的“闲云野鹤”的生活情趣，在很多的古籍中都有记载。到了明清时期，人们便开始有意识地研究养生的方法。在物质生活非常发达的今天，人们在追求名利富贵生活的时候，却忽视了自身的身体健康。但是，有了财富，却失去了健康。那么，我们就应该从古代的娱乐休闲方式中，寻找解决的方法。

一、茶的养生法

茶叶自古被称为养生佳品，有“灵丹妙药”之效。我国饮茶的风尚历史悠久。

茶圣陆羽所著的《茶经》是世界上第一部茶叶巨著，在里面记载了茶的起源、茶的品种、种茶技术、加工茶的方法、饮法和烹制的方法，对茶文化的传播做了极大的贡献。

茶味醇厚，功能繁多，可以治疗多种疾病。例如茶有利尿强心、提神醒脑、生津止渴、杀菌消炎、消食解酒、抗衰老的功效。尽管茶的保健功效很强，却也不是“有百利而无一弊”。因此，在饮茶的时候，要合适的选茶、选水、选茶具，讲究冲泡的水温。最好用茶壶冲泡，最后用茶杯盛水。

二、酒的养生法

人们最初饮酒时并没有将其列入养生范畴，但是酒却有一定的保健功效。最初的酒是人们采集过多的水果，在特定的条件下发酵成酒。由于很多的水果具有药用价值，所以最初的酒可以说是天然的药酒，自然也对人体起到保健作用。酒有疏导、祛寒、杀虫驱邪等多种功效。因此，在喝酒的时候，只要不过量，便可以起到非常好的养生作用。

三、书法养生法

练习书法不仅是一种艺术享受，也是一种健身方法。练习书法讲究笔法，即要求头正身直、臂开足安、悬肘松肩、讲究平心静气、排除杂念。整个过程非常凝聚心神，如同练气功。意、力并用，动静结合，既配合了头脑的协调，又让四肢关节得到锻炼。一幅成功之作，还会使人沉浸在艺术之美的享受中。因此，练习书法可以益寿延年。

四、绘画养生法

绘画可以有油画、国画、版画，可以怡情养性，对健康非常有帮助。提笔作画的时候，是一个严谨构图的过程。绘画也是一个运动的过程，要使出全身之力，聚精会神。手指、手腕、肘、肩要配合，协调一致。

绘画艺术可以使大脑和内脏器官需要配合，四肢、关节得到健康，平衡脏腑气血，使机体代谢功能处于非常好的状态，特别能训练手、眼、脑的协调能力。因此，经常作画可以延年益寿。

五、垂钓养生法

垂钓可以改善人的心境。垂钓之时，多数的脑神经处于休息的状态，只有非常小的神经在活动，这是非常好的休息方式。同时，垂钓要求心情的宁静，全神贯注地观察动静，鱼漂一动，又要反应敏捷，因而可以提高头脑的敏捷性与视觉力。

而且，一个人蹲在宁静的河边，处于大自然之中，会让人心胸开阔，悠然自得，去除一切烦恼。

六、旅游养生

旅游既可以开阔心胸，博览天下的大好河山，又可获得精神上的享受。同时，置身世外美景之中，呼吸一下清新的空气，让身体得到一种清净的享受，可以有效地缓解紧张的心情，陶冶性情。因此，旅游可以开阔视野，增长知识，陶冶情操，锻炼身体，促进人体免疫力的提高。

七、育花养生

花草是世间美丽的代表，五颜六色的鲜花，不仅可以让人心旷神怡，在生理上也会有所裨益。如淡蓝色的花朵可以让人内心宁静，红色的花朵可以增强人的食欲。很多花朵也有药用价值，如茉莉、紫薇、菊花、金银花、百合等，既有观赏价值，又有药用价值。

许多花木可以吸附空气中的有毒物质，起到净化空气的作用。但是应该引起大家注意的是，绿色植物一般是在夜晚吸收空气中的氧气，排出二氧化碳。

睡觉排毒法

睡眠养生就是以宇宙阴阳变化的规律来施行的，运用合理的方法，确保睡眠质量，消除身体疲劳，养蓄精神，从而起到防病治病，养生保健的作用。

睡眠有助于配和脾胃消化功能。假如一个人通宵达旦，即使是休息了很长时间，也无法恢复最佳的健康状态。人们在工作中需要使用的能量，晚上睡觉时身体就会自行调节，体内细胞分裂，把能量转化为新生细胞，使人体得以安养休息、推陈出新。因此，睡觉养生的规则是，假如一晚上得不到休息，就会影响新陈代谢。假如一天消耗一百万的细胞，一晚上只能补回六十万，身体自然就会出现亏空。时间一长，人就虚耗了。

子时与丑时是胆肝最活跃的时间。中医中有“人躺下去回血，站起来供血”的理论，如果在晚上不思考，不言语，到23点的时候，自然也就睡着了。肝胆的回血过程就是过滤血液的过程，也是产生新鲜血液的过程，这样哪怕到了九十岁，也不会有胆结石、肝炎、囊肿的病。另外，如果女性想保持容颜不老，也应该养成良好的睡眠习惯。

丑时不睡觉，肝脏就无法正常的排毒，产生血藏，血藏不利，面呈青灰色。时间一长就会患上肝病，大三阳或是小三阳，很多时间就是因为没有正常的睡眠造成的。

肝主管疏泄，如果肝气不舒，肝气郁结，就会容易盛怒，头晕头痛出现耳鸣，眼红、耳聋，胸肋胀痛等症状；肝的主要功能就是藏血、调节血液，假若在子时不睡觉，就会出现肝血不足，严重时会导致吐血、牙龈出血、皮下出血流鼻血、眼底出血、耳出血等。

肝与眼睛的关系非比寻常，假若过子时不睡，就会出现肝虚，出现视力模糊、迎风流泪等病症，还会出现白内障、青光眼、眼底动脉硬化、视网膜病变等病症，假如肝血不足，可导致筋痛，麻木，疼痛不止，容易出现灰指甲；肝与心之间的关系非常密切，肝血不足也会引起心脏问题，如心颤、心慌等症状，最为严重可能导致心脏病、高血压等心脑血管疾病。

由于肝有助脾胃消化的作用，如果肝气太虚不能帮助消化，就会导致脾胃不和，消化不良。肝与肺都属阴，过了子时不睡觉就会造成肝虚，以至于肝火过盛而灼伤肺部，出现干咳或咳嗽、咳痰血等症状，有的还会造成牛皮癣。

保持良好的睡眠，首先应该保证胃部的舒适。就如同医家所讲“胃不和则卧不安”，胃如果有问题，人自然会出现问题。出现胃部不舒适的原因就是胃寒，还有就是胃热，食物滞留就会出现胃胀。如果喝太多的绿茶或是吃生冷食物，就会出现胃寒，胃部的浑浊之气就会上升，嘴里满是热气，这种情况也会影响睡眠质量。

因此，要睡好觉，通常要注意以下几点：

（1）睡觉时间不应超过晚上 10 点，老年人最佳时间是 8 点，最好不能超过 9 点。

（2）睡觉的时候最好不要胡思乱想，安静入睡。如有总是思绪不断，可以坐起来休息。

（3）睡觉的时候应该将肚脐、后背的命门盖好，手脚暖和了，阳气便充足了。

（4）睡觉时关好窗，最好不要开电扇，不要直接吹空调。

（5）夏日要起得早一些，冬日要晚起一些。

（6）睡觉时注意手臂的位置，手臂不要放在枕头下，自然舒适最好。

（7）睡觉卧姿方向处于南北，可调整和增进器官功能。

（8）睡觉前必做的 8 件事：刷牙、洗脸、擦身、梳头、散步、喝杯加蜜牛奶、开窗通气、泡脚。

（9）睡觉时不能戴的 5 种东西：假牙、手表、手机、内衣、隐形眼镜。

身体即是解毒器

在我们的周围，可以说潜伏着各种危机，这些潜伏者就是看不见的微生物。它包括真菌、细菌、病毒、支原体、衣原体等。这当中虽然有一些对人体是无害的，但是有一些会对我们造成伤害。我们每天身处于细菌之中，为什么安然无恙呢？答案就是我们身体内的天然生命卫士，时刻监视着外界的细菌，保卫我们身体的健康。这些天然生命卫士就是我们的免疫系统。

“免疫”，也就是“免除瘟疫”的意思，这个词最早出现在《免秀类方》中，可见我们的老祖先早有认识了。现代医学，把人体分为八大系统，虽然没有我们讲到的“免疫系统”，但是可以在其他的系统中找到其身影。

我们的免疫系统有：黏膜、皮肤、淋巴结、骨髓、胸腺、脾脏、扁桃体、盲肠等，对外界多种有害物质时刻保持警惕。这些卫士们，不仅抵抗一些传染病，而且抵抗一些癌症、传染病。

免疫力属于身体的一种抵抗力，它不仅可以防御外部的有害物质，还可以有效地阻止细胞的异变。我们身体中有两种防御力，一种是与生俱来的，叫先天性免疫，还有一种是外来的，叫获得性免疫。

先天性免疫是一种与生俱来的防御力，像猪瘟、鸡瘟等传染病，对动物有很大的危害性，但是对人没有侵害，这主要归功于我们的先天免疫力。而获得性免疫却是由后天产生的，有些是在生活中自然获得，还有一些是通过植入疫苗获得。

值得注意的是，免疫力是一种免疫的能力：免疫力低下就会患上病症或是癌症，然而免疫力超常也会伤害到我们的身体，如引发过敏反应就是自身的免疫类疾病。

身体的解毒防线

人体的免疫系统是我们抵御病菌侵害的最重要的系统，它由免疫细胞、免疫器官以及免疫分子组成。

人体的第一道防线是由黏膜和皮肤构成的，它们可以及时的抵御外界病菌的侵害，也能分泌乳酸、胃酸和各种酶类，这些分泌物质是消灭病菌最重要的武器。

人体第二道防线是我们体液之中的杀菌物质和白细胞。

人体第三道防线主要由脾脏、淋巴结与淋巴细胞等构成。

皮肤与黏膜：人体的第一道屏障。

皮肤是我们身体面积最大的器官，其总的面积有两平方米左右。皮肤覆盖全身的是第一道屏障，使我们身体不受细菌、病菌的侵害。皮肤中还可以分泌出一种“乳酸”的酸性物质，使汗水呈酸性，可以延缓病菌的繁殖。

黏膜分布在口腔、呼吸道、消化道内壁等位置，它可以分泌出可以消除病菌的液体，如各种溶菌酶、胃酸等。

淋巴结：抵抗病菌的沙场。

淋巴结也是白细胞的一种，当有大量病菌入侵的时候，它们就会聚集到淋巴结的位置，这时淋巴结会明显的肿胀，用手可以感觉到。淋巴结还有分泌淋巴液的作用，淋巴液就是一个收拾战场残局的后勤兵。

胸腺：淋巴器官位于特殊的位置。

胸腺位于胸骨后面，心脏的旁边，分左、右两叶，其主要特点就是青春期以后消失。胸腺也是一个造血器官，它可以产生淋巴细胞，还能够分泌激素类物质和胸腺素。

脾脏：血液的清洁工。

脾脏位于腹腔的左上方，在胃的右侧，它其中的一种功能就是吞噬血液之中的病菌，具有清洁血液的作用，也可以将老化的红细胞排出体外。对健康人来说，脾脏是无法触摸到的，当脾脏肿大时可以摸到，就说明身体出了状况。

扁桃体：咽喉要道。

扁桃体位于咽喉部位，是病菌经口腔和鼻子进入人体时遇到的一个自然屏障。但它也是一把双刃剑：正常情况下它起到保护身体的作用，但是若这道防线被攻破，也会造成损害，比如扁桃体发炎。

盲肠：交通指挥员。

盲肠是大肠的一部分，它因为有大量的淋巴结，可以督导白细胞。当有异物侵害到体内的时候，盲肠就会指挥白细胞。如果身体中出现一些抗体的免疫反应，盲肠也会及时出手制止。

不同血型，注意饮食

血型也是我们调整饮食结构的参考，不同的食物适合着不同的血型，从而达到养生治病的作用。

A 型血的人：提防心脑血管疾病。

A 型血的人很少生病，但是有两个地方需要注意：一个是消化道，容易出现消化系统的癌症，所以 A 型血的人要注意消化系统的疾病，如注意腹痛、呕吐、身体消瘦、饱胀、食欲减退、便血等症状。另一个就是心脑血管疾病，如心脏病、脑梗死等。

A 型血的人，最宜吃素，少吃蛋、奶类食物，少食用煎、炸、炒一类的食物，因为这些会增加肠胃的负担，而且不利于血液循环。

适合 A 型血长期食用的食物：各类水果，蔬菜以及坚果类食品，如核桃、花生、板栗等。除此之外，A 型血的人最适合多吃粗粮，最好选择植物油，如橄榄油或椰子油。

B 型血的人：少吃鸡肉。

B 型血的人容易患结核病、龋齿、痢疾、口腔癌、关节炎、乳腺癌和白血病。因此，B 型血的人适宜多吃蔬菜。适合吃的蔬菜有：青椒、西芹、胡萝卜、花椰菜；适宜吃的水果有：苹果、香蕉、葡萄、菠萝、木瓜等。而相对于 A 型血，B 型血的人摄入的谷类与水果可以少一些，但是多吃根茎类的食物，比如土豆、红薯、萝卜、笋类、藕等。

在选择食用油上，最好时常调换种类，不要总吃一种油，像橄榄油、亚麻油等都是非常适合食用的。B 型血的人需要注意的是，羊奶比牛奶更合适。B 型血的人不宜食用鸡肉，非常适宜食用羊肉。

AB 型血的人：消化系统敏感。

AB 型血的人消化系统敏感、脆弱，比较容易患上糖尿病、肝炎、精神分裂症和急性呼吸道疾病。这一类的人，在吃饭的时候，应该选择豆腐、绿叶蔬菜和奶制品。

AB 型血的人最好多吃杂粮，水果摄入量可以少一些。这类人不适合吃太多的食物，最好少吃贝类、虾蟹类食品。

O 型血的人：适合吃肉类食品。

O 型血是一种非常古老的血型，在长期的进化过程中，O 型血的人已经适合了高蛋白的食物，但是消化系统容易出问题，容易患胃炎等肠道疾病。

O 型血的人适合吃肉类食物的人，因为他们的免疫系统和自愈系统非常需要从肉中吸取营养。如果长期吃素的话，免疫系统和自愈系统就丧失了营养来源，导致胃肠道的疾病。

O 型血的人比较擅长消化蔬菜，所以可以大量食用蔬菜，蔬菜类的食物可以占到四分之三，此外还需要适当地补充奶类、肉类，以及五谷杂粮。

小心吃肉也中毒

“自体中毒”的主要原因就是消化不良和排泄不通畅，人体被自身产生的毒素伤害；也是因为食肉量过多，这也是身体中毒的原因。

一、偏好肉食的危害

医学家经过研究发现，素食者比偏好肉食的人寿命长。爱斯基摩人最主要的食物就是肉类，但是平均寿命只有27.5岁；东俄的吉尔斯人的主食也是肉类，多呈现早熟的症状，很少有人的寿命超过40岁。作为比较，巴基斯坦的杭瑞、墨西哥的欧托米等非肉食民族，不仅充满活力、身体健康，而且寿命普遍较长，不少人寿命达到了110岁。同样根据健康组织的调查：肉类消耗多的国家，有很高的患病率，比如心脏病、癌症；而主食素的国家，这类疾病的患病率很低。

二、肉食者较易患病的原因

（1）中毒：根据医学机构的调查，动物尸体中的有毒物质，包括有毒的排泄物和尿酸，会在血液和身体组织中出现。动物被宰杀的30分钟以内，血液循环停止，动物尸体中的酵素开始蚀化肉细胞内的细胞组织，冷藏或添加防腐剂可以降低腐蚀的进度，但是不能遏制腐败。有些动物的屠宰方式不正确，导致动物在死前极度的恐惧，这让体内的毒素遍布全身。

（2）化学污染：首先许多肉类食品在加工的时候放入了色素、防腐剂、香料等，以改善肉的颜色与味道，但绝大部分是对人体有害的。其次，饲养工厂在肉类中添加了很多的添加剂，促使牲畜早熟，而这些物质会致使牲畜畸形、患病，其残留物对人体非常有害。

（3）动物疾病：动物也会染上各种疾病，而且很多的疾病不易被发现。美国在一些检疫当中，竟发现有很多得眼癌病的牛被宰杀。科学家发现，如果将一些有病的动物内脏喂鱼，鱼也会得癌症。

三、食肉过多容易引发自体中毒

由于肉食中含有很多的脂肪、蛋白质，消化的时间非常长。食用过多的肉类食品，会对消化器官造成负担，并容易让脂肪、胆固醇在体内堆积，在血管壁上堆积，给流通的血液造成伤害，从而引起多种心血管疾病。

多食肉还会引发身体循环系统的缓慢，造成消化不良，或是排泄不畅；体内的微循环变慢，老细胞死掉时新细胞还没有萌生，器官就会容易老化，功能衰竭。同时，食肉量过多，也会产生很多的肠道菌，比如肉素杆菌、大肠杆菌、卫氏梭菌、螺纹菌等。如果人体内这些毒素不能正常的排出，这些病菌就容易由大肠黏膜进入血液循环，造成慢性中毒。

肝是“解毒之官”

肝脏是人体极为重要的解毒器官，当血液流过时，就将毒素排出，通过化学反应成为无毒物质，或分解使其随胆汁、尿液排出体外，起到保护机体的作用。

一、强大的解毒功能

肝脏是人体非常重要的解毒器官，当血液流过时，就会将有毒物质过滤出来，通过化学反应或转化成无毒物质，或是分解使其随胆汁、尿液排出体外，从而保护机体免受损伤。举例来说，寄生在肠道内的细菌在分解腐败的时候，就会产生氨气，氨气会损害我们的身体，但是肝脏将氨转换成尿素排泄，以免身体中毒。这就是我们常说的“肝为解毒之官”的原因。

但是，肝脏的解毒功能也不是全面的，有些有害物质，肝脏也是无法排出的。在我们接触最为普遍的饮食之中，酒精、药物、咖啡因等都是非常常见的有毒物，有些食物中还有一些重金属元素，肝脏不会将这些有毒物质消除，这些物质就会造成身体的伤害。

二、肝脏的再生能力极强

我们在电视上经常会看到报道，妹妹或是弟弟要做手术，只需从姐姐或是哥哥肝脏上切一块来就行了，肝脏移植手术就这样的轻巧，令人非常的惊奇。原来肝脏有很强的再生能力，试验表明，将小狗的肝脏切除四分之三，8 周以后，肝脏又恢复了工作；老鼠经手术切除肝脏四分之三，只需几个礼拜，肝脏就可以恢复功效；而作为高级动物的人也是如此，切除肝脏四分之三，只需 4 个月，肝脏就可以正常的工作。你看，肝脏有很强的再生能力。

即使肝脏有如此多的功能，但也不是金刚之躯。有人若是一喝酒，便喝到底；一吃肉，便大口吞咽；一感冒，便吃很多的药物。最终使肝脏有了问题，这时就会发生胆结石、肝硬化、黄疸性肝炎、脂肪肝，甚至肝癌。

三、养肝护肝的几种方法

1. 学会流泪

流泪对肝脏有很大的好处。古代总是说“男儿有泪不轻弹”，现在却说“男人哭吧哭吧不是罪”，如果明白流泪是一种保护肝脏的方法，假若抛开面子问题，偶尔哭哭也是很正常的。假如你真的哭不出来，那就切几片洋葱，总之需要定期的运动泪腺。

但是，万事都要掌握一个度，过度还是不行的，那是保肝护肝。

2. 为脏腑做按摩

适当做些体育运动，这是为自己的脏腑做按摩，可以改善器官的紧张状态，促进血液循环，加快排毒。比如瑜伽运动，通过对肝脏等器官施加压力，改善这些器官的紧张状态，促进了血液循环和排毒。

3. 多吃酸苦的食物

苦味入心经，酸味入肝经，像枸杞子、苦瓜、菊花等都具有很好的解毒和明目功能，既可以营养心经又可补润肝经。

4. 科学补充氨基酸

氨基酸是蛋白质的基本单位，人体不可缺乏任何一种氨基酸，否则都会导致生理功能异常，影响抗体代谢，引发疾病。

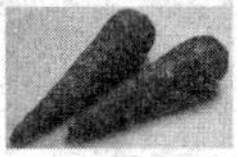

第四章

心主血脉，气血缺失常见病

心悸：让气血充盈，找回“心神”

失眠：补足气血，一夜好梦

头痛：巧用“推三点法”，补足气血百病消

盗汗：补足心血，赶走虚汗

自汗：养足正气，健康自然来

高血压：要从心上面寻找办法

突发性耳聋：经常刺激内关穴

健忘：必须从补充气血开始

神经衰弱：小小耳穴，贴压效果显著

心脏病：吃酸收敛心气

心悸：让气血充盈，找回“心神”

“心悸”的问题就在于“心”。“心”藏魂魄，主神明，但是却由气血所养护。如果气血充盈，那么我们的心神就不会轻易受到外界的滋扰、刺激，正所谓：“泰山崩于后，麋鹿戏于前”，也完全可以做到不动心。

我们先来弄清楚“心悸”是一种什么样的疾病。

《说文解字》中认为，悸是心动的意思；而《辞海》释义：“悸”指“心跳”，是不受到惊吓，自己感觉心中跳动不安的一种症状。

而心悸作为一种疾病最早是出现在张仲景著的医学典籍《伤寒论》中。因此可以说，张仲景是第一个把“心悸”纳入医典的人，他告诉我们，心悸是指心跳，而且是一种不正常的心跳，在没有受到惊吓的情况下，自己没有办法控制的心神不宁的心跳，在西医上把其称为“早搏”。

记得有一次，我和几个朋友去喝茶，其中的一个女士喝了一杯咖啡。可是当咖啡喝到一半的时候，这位女士的手突然就开始不自觉地发抖，嘴唇也变得苍白，说话的声音更是变得虚弱短促。我赶紧询问其是哪里不舒服，她的脸一下子涨得通红，说自己身体没有问题。我心想，也可能是在众人面前，她不太好意思。等到聚会结束之后，我悄悄地告诉那位女士：“你可能是气血虚引起的心悸，我告诉你一个方法，你的问题很快就会好的。”

我说完这句话，这位女士非常感激地看着我。其实我的方法非常简单，当再一次发生心悸的时候，就用右手拇指稍稍用力按压左手臂上的郄门穴，之后左手腕向内转动45度，再返回，一分钟之内重复30次，等到做完之后，症状肯定会有所缓解。

郄门穴，是手厥阴心包经上的郄穴，具有宁心、理气、活血的功效。在针灸学上，被称为郄穴的穴位通常都是对付急症的高手，可以迅速而有效的缓解疾病急性发作时的症状。所以，心悸发生的时候，我们只需要稍微按压一会儿郄门穴，症状就会缓解。当然了，如果平常有空闲的时间，我们也可以按一按这个穴位，对于预防心悸也是非常有帮助的。

在这里我需要提醒大家一点，郄门穴两个手臂上都有，但是对于心悸的治疗，只有按揉左前臂上的才有效。

就这样，在坚持按揉郄门穴一个月之后，她竟然主动联系我，还专门请我喝了一次茶，而且她还选择了上次聚会的老地方。

这位女士告诉我，以前每次喝茶、喝咖啡都会心慌心跳，她自己也不知道原因，只是心中充满了恐惧，特别是在会见客户，或者是有重要工作的时候，他总是会担心自己的身体会突然出现不适，这样的问题已经困扰她好几年了。

其实这位女士的心悸并不严重，医学上称这种时作时停、不发作时的心悸为“惊悸”，

但是，如果心悸恶化到一定程度，出现了自己感觉心跳突然停顿等心跳不规律，心律不齐的毛病，那么就不仅仅是心悸的问题，而是中医学上所说的“怔忡”。

怔，指心跳和脉搏出现间歇、停顿，就好像我们平时所说的愣

怔、发呆；忡，则是指突然启动、加快的意思，比如成语“忧心忡忡”就是说这种急切、冲动的心情。

“怔忡”两个字同用，一正一反，代表了心跳忽快忽慢、忽起忽落，正好也是典型的心神散乱的表现，属于危重症。

怔忡的病位在于心，所以预防怔忡的发生，也必须以养护心为首要任务。在内是让气血充盈，心肌强固，提高抗刺激能力；从外则应该避免情绪的剧烈变化，“喜怒忧思悲恐惊”当中，以“惊”最容易导致“怔”，“忧”最容易导致“忡”。

对于已经出现了怔忡的病人，在调理其情志的同时，还必须要通过食疗来辅助安定心神。我建议大家经常吃茯苓饼。

茯苓饼的主要原料就是茯苓。茯苓是一种寄生在松树根上面的菌类植物，性味甘淡，利水渗湿，健脾和胃、宁心安神，对于改善心悸、气短、神衰、失眠效果显著。

茯苓饼的制作也是非常简单的，我们把买来的茯苓细粉、精白面粉、白糖，按照2∶2∶1的比例进行调配，再放入适量的水，调成糊状，之后用小火在平底锅里面摊成薄饼即可。

如果你不喜欢吃饼，我们还有其他的花样，比如蒸馒头、包子等面食的时候，在面粉中加入茯苓粉，一起和面；也可以用茯苓泡酒，每天喝5~10毫升，同样能够达到宁心安神、健脾延年的功效。

失眠：补足气血，一夜好梦

中医上讲："怒伤肝、喜伤心、思伤脾、忧伤肺、恐伤肾"，失眠最为主要的原因就是人的情志受到伤害，从而给五脏六腑造成了压力，而这些受伤害的脏器反作用到大脑，于是就出现了失眠的情况。

当然除了情志方面的问题，工作压力、过度饮食、神经衰弱、颈椎病、冠心病等都会造成失眠。对于失眠的人而言，轻者是噩梦缠身、容易醒来，严重的人则是身体虚脱、精神错乱。

现如今，越来越多的人已经开始意识到了：失眠已经成为最普遍，并且也是最典型的亚健康症候，正是因为失眠太过普遍了，而且对我们的生活和工作会造成严重的影响，所以治疗失眠的各种方法也浮出水面了。

西医上的舒乐安定就可以让失眠患者即时入睡，但是如果长期服用，就会造成心理上和身体上的依赖，以后想要摆脱它简直就是难上加难了。

而中医原理，对于大家来说，可能有过于复杂，很多专业名词，比如心火炽盛、肝郁化火、痰热内扰等，让很多患者根本就摸不着头脑，所以，很多失眠的人还是愿意选择西医进行治疗。

记得在前几年，我和一位朋友在一次聊天过程中，偶然聊到了睡眠养生的问题，我的这位朋友很早之前就患有非常严重的神经衰弱症，稍微有一点动静，他整夜都没有办法睡觉，到了白天，自然是困得瞌睡连连，就这样恶性循环，让他的身体真是苦不堪言。

到了后来，他老家的亲戚来城里看他，给他送来了一袋小米，还有一种叫半夏的中药，并且让他每天睡觉之前和喝一碗小米半夏粥。结果，他坚持了一两个月，睡眠质量得到了根本的改善；现如今睡觉踏实，精神饱满，心情愉快，神经衰弱症也慢慢减轻了。

小米半夏粥的做法非常简单：用小米 30 克，清半夏 2 克，需要提醒大家的是，半夏一定要温水下锅，最后煮成粥，让失眠的人每晚服用，如此连续一个月，大多数情况下，失眠的情况会完全根除。只要大家经常观察一下自己的身边，经常喝小米粥的人，他们当中是很少有人睡眠不好的。

曾经我的一位患者，是一位广告设计公司的白领，她有一天因为失眠，导致情绪失控，竟然半夜起来拿起剪刀，剪掉了自己心爱的长发。

到了后来，她找到我，于是我就给她开了小米半夏粥的方子，她看见方子还有一些怀疑地问我："医生，光吃小米粥就能够把失眠治好吗？"我对她说："你就每天晚上当夜宵吃吧，反正小米粥本来营养就非常丰富，喝了对身体是非常有好处的。"

就这样，小姑娘将信将疑地走了，过了一个月之后，她再一次找到我，对我说："大夫，刚开始的时候我真的没有想到这粥还能够治好失眠，但是我还是按照您的嘱咐做了，真是没想到，现在我失眠的情况好多了，每天都可以一觉睡到自然醒。"

其实，这个方子并不是我们今人发明的，早在我国古代就有用小米治疗失眠的方子。小米味甘、性寒，《本草纲目》记载："治反胃热痢"，煮粥吃能"益丹田，补虚损，开肠胃"。

而且历代中医，一直都认为小米具有滋阴养血、清热解渴、健胃除湿、和胃安眠等功效。中医还认为，胃不和则卧不安，虚劳虚烦不得眠，失眠与心、肝、脾、肾等脏腑的失常及阴血不足密切相关。

半夏则是一种常见的中药，最早出现在《神农本草经》中，记载其具有燥湿化痰、降逆止呕、消痞散结的功效，而且治疗头晕不眠有明显的疗效。

当然了，半夏的品种是非常丰富的，比如清半夏、姜半夏、法半夏、苏半夏等，而且它们的功效也是各有不同的，所以我们在购买的时候必须要注意。

清半夏对于失眠治疗的效果最好，煮粥的时候一定要买清半夏。把清半夏和小米合用煮粥，在睡前饮用，一般只需要一到两个月的时间，就能够有效改善失眠情况。如果可以在粥当中放入适量的白糖，那么催眠的效果会更好。

当然了，不仅仅是小米半夏粥可以治疗失眠，只要把小米作为主料，适当地添加和搭配其他一些中药成分，则可以更好地对不同类型的失眠进行针对性治疗。下面，我就为大家总结一下：

1. 心烦郁闷型失眠

小米 100 克，甘草 10 克，红枣 20 克。

2. 劳心伤神、心血亏虚型失眠

小米 200 克，合欢花 15 克，黑豆 50 克。

3. 脾胃虚弱、气血虚损型失眠

小米200克，红枣、桂圆各30克，五味子10克。

4. 阴虚、五心烦热型失眠

小米100克，糯米100克，红枣50克，山药50克，生姜3片，红糖适量。

5. 高血压失眠

小米200克，黑豆50克，黑芝麻10克，生地黄10克，地骨皮10克。

6. 更年期失眠

小米200克，芹菜50克，山楂50克。

除此之外，对于偶尔出现失眠症状的人，我们可以采用一种临时性、见效更快的办法：把用一把梳头不尖锐的木梳，从前额经过头顶，再向后脑勺梳理，先梳理中央，之后再两侧，就这样进行反复梳理，直到产生困意为止。在梳理的时候，一定要静下心来体验梳头的乐趣，手法要轻重以舒适为度。因为这样梳理才能够刺激经过大脑的经络，让我们很快入睡。

头痛：巧用“推三点法”，补足气血百病消

头部是一个非常脆弱的部位，容易受到邪风的侵害，引发头痛。一旦出现头痛，自已又不知应该如何处理，那真是苦恼不已。

其实，我们采用一些简单的按摩方法，就可以起到缓解头痛的作用。

每到冬天，大雪飘落，有的人就喜欢将头钻进风里面，小风一吹，的确是很提神，但是你有没有想过，虽然身上裹得很严实，可是头部一直饱受寒风的摧残，头部很容易出现问题！所以上了年纪的人都会告诉年轻人：“别让风吹着了，头会痛的。”女子坐月子的时候也要将头包住，头部实在是非常重要，千万不能着凉。在《黄帝内经》中说：“头为精明之府，诸阳之会，髓海之所在。凡五脏精华之血，六腑清阳之气，皆上注于脑，以滋养脑髓。”就是说我们的身体里的所有器官，以及气血精液和大脑细胞，其最终的目的，都是为了给我们的头部提供能量。

有一句话不得不提，大脑支配身体的运动和各个器官之间的协调，头部的健康，还是要看五脏、各器官的气血供应状况。换句话说，为什么会头痛，还是因为脏器的气血出现了问题。

人走路的时候，头总会很正常的向前探，我们管这个叫“出头”。俗话说，“出头的椽子先烂”，头位于身体的最上部，又经常往前探，自然是最容易受到外邪侵袭的，导致头晕头疼。同时，头

部又是阳经汇聚之地，肝经、胆经在头部密集，气血的运输都要经过这里，倘若气血瘀滞，自然也会引起头痛。

头痛尽管是感冒的症状；但可能还会带有其他的病症，更让人担心的是，还可能是某些疾病加重的表现。比如颅内疾病在爆发之前，都会出现很严重的头痛，这时候头疼应该高度重视起来，最好到医院作进一步的检查。

虽然生活水平逐步在提高，但是随着生活中的压力越来越大，头痛的次数也在增多，特别是得偏头痛的人数一直在持续增加。偏头痛可以说是一种顽疾，不少病人患有偏头疼好几年，甚至十几年，每次犯病都要吃药维持，第二天可能还会犯，让患者叫苦不迭。

从中医的角度来讲，造成头痛的主要原因是血瘀和头风，因此，治疗头疼的方法就是活血祛风。一般治疗头风都会用一种叫桃红四物汤的药，加防风、羌活、独活、白芷、鸡血藤。如果觉得吃汤药太麻烦，不能坚持，还可以吃一些中成药治疗，比如说加味逍遥丸、逍遥颗粒或天麻钩藤颗粒等。

药物治疗虽然有效果，但治疗需很长的时间。因此除了药物治疗。我们还可以通过按摩来解决头痛的问题。我介绍一种“推三点法”进行调节。

“三点”指的是太阳穴、神庭穴和头维穴。太阳穴在眉梢和外眼角之间，向后 1 寸的凹陷处；神庭穴在头前部入发际五分处；头维穴在头部额角入发际处。

当出现头疼的时候，先对神庭穴进行按摩，用两只手的中指交替进行，从发髻的尖经过神庭，入发际 1 寸，按摩的次数不低于 10 次；然后对太阳穴进行按摩，两只手的拇指按住太阳穴，用力推按到耳尖是最好的：最后对头维穴进行按摩，还是按摩不低于 10 次。

神庭穴在督脉之上，督脉是身体所有阳脉汇聚所在，运行的气息都经过神庭穴，按压该穴，可以催生元气；头维穴是足阳明胃经上最高的穴位，胃经多气多血，按揉头维穴可以起到活跃气血的功效；太阳穴属于经外奇穴，按摩这个穴位可以有效地刺激大脑皮层，并可以达到醒脑、缓解疲劳、振奋精神。因此按照这个顺序按摩，就可以达到疏通气血，活血化瘀的作用。

盗汗：补足心血，赶走虚汗

说起盗汗，也许你也有这样的情况，其实，单纯的盗汗是没有什么关系的，不需要花费大把的银子去购买昂贵的保健品，只需要在平时注意进补就可以了。我向大家推荐补气的排骨汤和滋阴牡蛎汤，具有非常明显的效果。如果盗汗的时间已经比较长了，并且已经出现了心悸的症状，那么就必须要去医院进行治疗。

说起“盗汗”一词，其实是非常有意思的。盗者，偷也，盗汗我们通俗的理解就是“汗被偷了”。偷盗一般都是在夜间进行，所以盗汗也是，在白天是不会出现的，只有在晚上等到你熟睡的时候，才会悄悄地冒出来，经常会让你出一身大汗，而等到第二天早晨你醒来之后，却发现汗又没有了，就好像什么事情都没有发生过一样。

前不久，有一个中年女性找到我，让我帮她进行调理。原来她已经被盗汗困扰了将近一年多的时间了，每天晚上睡着睡着觉，就会大汗淋漓，身体就好像被蒸过一样，内衣全都湿透了。可是第二天醒来一看什么事情都没有，甚至她自己有的时候都会怀疑是不是在做梦。

因为她本身身体条件也不错，除了盗汗没有其他问题，当时听朋友说是身体太虚了，就花费了很多钱买了大量昂贵的补品。在刚开始的时候，却是有一定的效果，盗汗的情况也有所减轻，而且每天精力非常充沛。但是时间一长，这些保健品好像就不行了，盗汗的情况比之前更加严重，甚至还出现了心悸、失眠多梦的情况，让她心情也越来越不好。

那么汗为什么会平白无故地被偷呢？其实归根到底还在身体的气血不调。一方面是因为肺气不足，另外一方面是因为疲劳过度，阴虚火旺，精血亏损。

《黄帝内经》中记载："肺主皮毛，司卫气。"一旦我们的肺气不足，那么我们体表的皮肤就会非常疏松。在这个时候，如果我们的身体再得不到良好的休息，过度疲劳，就会造成我们精血的损害，从而产生虚火，俗话说，水火不容。一旦火多，自然就会消耗水液，这个时候它就会消耗干我们身体当中的津液，再加上体表的皮肤疏松，不能够有效地固摄津液，这样自然就容易出现盗汗的情况。

其实，出汗是人体的正常生理现象，比如在天气炎热、体育运动、情绪激动，或者是喝了热水、穿衣服过厚等，都会出现排汗量变多的情况。这完全不会对人体造成任何不良影响。但是"汗为心之液"，如果长期、大量的出汗肯定会对心脏造成较大的影响，就好像是那位中年女性朋友一样，经常在夜间盗汗，时间一长，就出现了心悸，气虚等毛病。

如果盗汗的症状刚刚出现不久，通常会表现为睡中出汗、醒后立即停止、少寐多梦、神疲乏力、很容易患感冒、形体消瘦、手脚心发热等，这个时候，盗汗还仅仅只是停留在肺气不固、阴虚火旺的阶段，此时只需要在平时多喝一些排骨汤和滋阴牡蛎汤就可以有效改善这种症状。

补气排骨汤的做法非常简单，取白果 2 克，生黄芪 15 克，炒白术 10 克和排骨半斤放在一起炖煮即可。黄芪、白术能够补益肺气，白果则能够润肺化痰，所以说，对于肺气不固所引起的盗汗具有显著的效果。

滋阴牡蛎汤在制作时，取牡蛎 50 克，地骨皮 5 克，银柴胡 5 克，生姜 3 片，红枣 3 个放在一起同煮。

地骨皮其实就是枸杞的根皮，它和银柴胡都是味甘性寒之物，具有凉血降火、清退虚热的功效；牡蛎则具有清热、滋阴、补血的功效；生姜和红枣也是补虚养血的佳品，所以，这款汤是非常适合阴虚有热导致的盗汗的人饮用的。

假如盗汗时间出现的比较长，就像我接诊的那位朋友一样，有将近一年的时间了，并且已经出现了心悸气短的情况，那么这个时候基本上可以断定你的心脏已经受到了损伤，引起了心血不足。此时，建议你在咨询医生的情况下，适当吃一些归脾丸，通常是一个月的时间，有的时候也不需要一个月时间，症状就会有明显的改善。

我为大家介绍的这些方法可以说是屡试不爽，很多人使用了这些方法都收到了良好的效果。

当然了，我也遇到过一些朋友，觉得上述办法非常的烦琐，特别是对于一些白领来说，平时的工作压力已经够大了，根本就没有时间和精力再去炖汤，那么我建议可以尝试下面的办法。

就是经常喝一些乌梅茶，它是一种既“甜蜜”又简单的饮品。我们只需要去超市购买一些乌梅和大枣，每天取一些来泡茶即可。

乌梅生津、大枣补血，这两者搭配饮茶喝，只需要一周，就能够看见明显的效果，最后，我还想特别提醒大家一句，当感觉自己出汗之后，千万不要用冷湿毛巾去擦，更不要马上去洗澡，否则很可能会雪上加霜，得不偿失，出现感冒症状。

自汗：养足正气，健康自然来

有朋友可能会出现这种情况：本来不是在夏季，气温也不是非常的高，身上的衣服也不是很多，自己更没做什么剧烈的运动，而且也没吃什么辛辣的食物，但是总是大汗淋漓。很多的人向我咨询过，大夫，这是不是盗汗啊？

这种症状非常像是盗汗，都是不知道为什么会有汗流浃背的情况，这其实就是自汗。盗汗与自汗最为主要的区别就是在时间上。盗汗出现的时间是在晚上，人在睡觉的时候，盗汗可能就会出现；自汗一般都出现在白天，出现的次数也比较多。

二者在症状上是有区别的，但是出现的迹象还是差不多，盗汗的主要原因是气血两虚，自汗也是这个原因的。元代名医朱丹溪是这样描述自汗的："自汗属气虚、血虚、湿、阳虚、痰。"

朱丹溪从专业的角度记录得非常详细，但是作为普通的患者，我们不可能非常明白。自汗的主要原因就是肺气虚弱，导致体表的防御功能降低，同时固摄精血汗液、防止津液外泄能力开始减弱。只要能够充足的补充气血，自汗的现象自然会消失。

对于那些找不到流汗原因的病症一般常采用按摩与食疗并用的方法进行调理。

有一次，我遇到了一位经常莫名其妙出汗的患者，我开始打算给她开一些中药，但是她说这些年吃的药实在是太多了，只要是闻到那一股药味，就想吐。我针对她这种特殊的情况，决定采用食疗与按摩配合的治疗方法，让她隔一天就吃一些豆制品、山药、红枣等有补血益气功效的食材，并且经常按摩少海、阴郄、后溪和复溜这四个穴位。过了两个礼拜，这位患者过来复查，自汗的现象基本消失了。

当然，还有很多食疗的方法可以补气益血，这些食疗的方法都对自汗有一定的治疗作用，吃法的种类也非常的多，可以根据自己的喜好进行搭配，食用多少根据自身的情况来决定，不用像吃药那样规规矩矩。

即使这样，还是有一些患者朋友觉得食疗的方法过于麻烦，还期待有更简单方便的治疗作用。针对这类朋友的要求，只能是推荐给大家一些简单穴位按摩。

从中医的角度来讲，汗为心之液，流汗过多可能就会造成心阴的损伤。最好的补心方法就是从心经下手，最先应该做的就是找到心经上面的阴郄穴和少海穴，进行按揉不少于 80 次，一天按揉 3 遍。

同时，为了增加疗效，还应该配合到小肠经上的后溪穴和肾经上的复溜穴同时按揉，按揉的次数也是不低于 80 下，每天 3 遍，对盗汗、自汗有非常好的疗效。

流汗过多可不是一件好事，中医讲“汗为心之液”，每天对这四个穴位进行按摩，可以有效保留汗液，就如同锁住心血。

如果自汗的现象只是偶尔出现的话，您完全没有必要担心，因为可能这种现象是由精神紧张造成的，或者是因为疲劳过度，一般不用针对性的治疗，只要放松情绪就可以了。

不过，自汗和盗汗是内科疾病中比较常见的，有些时候出汗不是偶然的现象，而是一些其他病症的表现，比如说结核病、自主神经功能紊乱等疾病都会表现出自汗和盗汗症状，这个时候，上面介绍的方法就不好用了，而是应该到医院及时治疗。

同时，我们在对自汗进行治疗的时候，应该放松心情，以免劳累过度；经常锻炼，增强抵抗力；注意饮食调理，多吃一些补气血的食物，比如说山药、鱼、蛋、鸭等，不吃带有寒性的瓜菜，少吃凉拌的菜肴，经常喝水，保持体液。

最后需要提醒大家的是，如果是因为严重的疾病引起的汗液不止，并感到浑身发冷、战栗、口渴等，不属于自汗的范围，应该及时治疗。唐代的“药王”孙思邈曾经讲：“人命至重，贵有千金”，养生与治病一定要区别开，有病最好及时到医院检查！

高血压：要从心上面寻找办法

当谈到高血压这个疾病的时候，大家对它并不陌生，身边的朋友或者是自己本身就患有高血压。血压高很长时间都是依靠药物来维持血压的稳定。时间一长，大家就对高血压这个疾病司空见惯了。但是需要大家注意的是，我们必须对高血压提高警惕。

我认识一位朋友年仅45岁，就因病去世了，医生诊断为急性脑出血。亲友们非常惊诧，因为这位朋友在平常只有头晕、头疼的毛病，并没有什么严重的症状，为什么会突然离开人世呢？其实他的情况我一直看在眼里，但是没有想到是如此的突然。

我与他的相识缘于一次聚会。那时这个朋友身材稍胖，虽然总是笑眯眯的样子，但是可以看出他是一个脾气暴躁、容易生气的人。他的酒量给我留下非常深刻的印象，喝高度的白酒就如同喝水。不过，宴会的整晚他总是按揉自己的太阳穴，还抱怨因为工作紧张经常地头晕头疼，有的时候还会有眩晕的症状。

我给他搭了一下脉，又观察了一下他的舌苔，诊断为肝火过盛的高血压病（高血压在中医学中属“头痛”“眩晕”的范围）。它受多种因素所影响，例如说内伤情志、肝火旺盛等。其中肝火亢盛是最普遍的原因，在孙思邈的《千金方》中“肝厥头痛，肝火厥逆，上亢头脑也”讲得非常透彻。肝火突然旺盛，非常容易导致脑出血和急性冠心病，能在很短的时间内令人丧生，非常危险。

我立刻让他去医院检查。没想到他只是微微一笑，自信满满，觉得自己的身体非常好，没得过很严重的疾病，只要很好的休息就可以了。我很严肃地告诉他病情的严重性，但是他却没有当回事。无奈之下，我只能告诉他平常注意保养，比如要保证睡眠，戒掉烟酒，不能经常生气，还要控制饮食，服用一些降低血糖的药物，或是喝一些可以降低血压的荷叶茶。

从他儿子那里知道他已经出现了一些高血压的症状。

朋友的儿子对我的话非常的信服，两年前，他还是从他的父亲那里知道了我对他父亲的建议，当他感觉自己身体不适的时候，特意从外地回来找我。考虑到旅途奔波，我就教授了他一套“三步按摩法”。这个方法非常有效，我曾经告诉过很多高血压患者，因为这个方法非常简单、有趣、易学，整个按摩的过程就好像理头发一样，甚至有的病人将这种方法叫“理发降压法”。

方法非常的简单，用手按揉后脑10下。这个动作就好像是平常洗头发一样，动作不用太重，自己感觉舒服就好了；随后将自己两只手的食指与中指做出一个剪刀的样子，横放在额头上，横向的对额头进行按摩，就好像是剪出一个刘海，揉按的时候一定要放在眉毛的上面，速度不用过快；最后将手指并拢，像两把小推子一样。从发根开始梳理，有规律的向上推，推到最高的位置后，再向后脑推按，直到推按到后脑的发际边缘。每天早晚各一次是最好的。通过按摩刺激经络、脏腑里的气血，推动气血运行，可以有效地降低血压。朋友的儿子听完之后非常的感谢，表示每天都会按照这个办法进行治疗，同时也为自己父亲不听医嘱而遗憾。我对他说，不要认为自己的身体好，就不将自己的健康当回事，一定要经常进行调理，感到不适的时候一定要到医院做检查。

此外，还有一个降压效果非常良好的穴位——劳宫穴，当血压突然升高的时候按摩这个穴位效果是最明显的。

突发性耳聋：经常刺激内关穴

我曾经遇到过这样一个病人，早晨就前来就诊。当我询问病情的时候，他告诉我，今天早晨起来，左耳突然听不到了。他的神情非常恐慌，满脸焦急。

他说："昨天还什么事没有，今天一大早醒来，老婆和我说话，左边的这个耳朵就听不见了。也不知道怎么回事。"还不等我坐稳当，对方就开始急切地形容病情。

我便问："你这段时间有没有感觉到身体哪一方面不舒服吗" 我看他，已是人到中年，脸色也很正常，便给他仔细做了一下检查，但没发现什么异常情况。左耳突然听不到，可能是心理压力太大造成的。我便问："最近的压力是不是很大？"

"没有，就是前些时间工作太忙，有点累，别的事情都很正常。"他努力地回忆，"昨天我们有一个项目即将完成，与几个同事一起去聚餐，喝了点酒。晚上回到家里，爱人很生气，跟我吵了一架。早上起来就听不见了。"我想想，觉得这应该是压力过大和情绪过于激动而引起的突发性耳聋。

心主血脉，心脉络于耳，心气充足，这样才能使血液正常的工作，为全身输送营养。如果心火非常的旺盛或是情绪紧张，心肾失调，水火不济，血液无法润泽在耳朵上面，听力就会出问题。古代医书上就有"心虚血耗，必致耳鸣耳聋"。所以治疗突发性耳聋的关键在于养心神。我对他进行了检查，用先泄后补的方法刺激他手上的内关穴，同时让他放松呼吸。过几分钟，再跟他说话，他已经恢复了听力。这个患者惊奇地问道："这是什么穴，怎么会有如此神奇的功效?"

我告诉他，这个穴位名叫内关，是八脉交会穴位之一。心主神明，统领五脏六腑，可以说是身体的总闸门，轻易是不会受到威胁。所以在心脏的旁边有心包经，以保护心脏。凡是心脏出现了问题，找到心包经进行治疗，肯定没有问题。而内关穴就是心包经上的络穴，在手腕的正中间。我们伸出手，腕部的位置很多的横纹，就在横纹两寸左右的地方，与两条肌腱中间的位置就是内关穴。这个穴位的主要作用就是疏通经络，是治疗心脏疾病的首选穴位。当心情激动，气机紊乱，心神出现问题的时候，对内关穴进行按摩，可以达到理气开窍，散瘀活血的功效。

因为内关穴有安神的作用，所以能起到治疗突发性耳聋的功效。按揉内关穴可以起到理气化瘀、疏通经络的作用。

如果发现自己的听觉出了问题，千万不能过于惊慌，那样只会让病情越来越加重。实际上，很多的突发性疾病是可以自我治愈的。当然了，这并不意味说我们就可以不去管它，把希望全放在自己的抵抗力上面。出现耳聋病症的时候，我们应该将食指弯曲，在内关穴上进行按摩，两只手各 5 分钟，持续一周，如果没有疗效，应该及时到医院，接受医生的治疗。突发性耳聋及时治疗，是可以恢复正常听力的，完全不用惊慌。

在治疗因耳聋引发的病变时，就应该对心肾进行调理。"肾开窍于耳，心开窍于耳"，如果心肾出了毛病，气就无法正常的运行，就会造成耳聋。所以，在日常生活当中，除了经常按摩内关穴以外，也可以利用心肾相交的原理，促进肾水上行，将身上的浮气降下来，防止心火过大而出问题。心肾相交，大家都知道用手心搓脚心的方法，其实还有一个更简单的变法，就是按摩听闻穴，具体的办法如下：

将手的中指尖放入耳朵眼之中，然后轻轻地旋转，动作要缓慢、轻柔，如同小虫子一样转动，转动20次左右，迅速将自己的手指拔出来，重复五次左右最好。

中指的指尖就是心包经上的井穴，属于心，耳朵眼则归于肾。经常用手指尖按揉耳朵眼，可以促进心肾相交，水火相融，增强心脏的免疫力，增补肾气。特别是对老年人，长期坚持，不但可以达到护肾养精，改善听力，而且还有降低血压的功效。

健忘：必须从补充气血开始

中医传统理论认为，心肾不交、肝郁血瘀心脾气虚等脏腑不协调都会引发人们健忘，但从根本上讲，这些原因都与气血问题密不可分。因此，调理就必须从补充气血开始。

在谈到健忘症这个问题的时候，我们必须了解一些知识。生物圈中有几个非常奇怪的例子：刚刚出生的小羊就会奔跑，鱼儿刚刚出世就会游泳，没有睁开眼睛的小狗就知道喝奶水。科学家研究认为，这些现象都可能是因为“遗传记忆”的影响。遗传记忆的主要观点是，有些生物不需要学习，生存完全凭借遗传记忆，比如蛾子，一生经过卵、虫、蛹、蛾四个阶段，它的上代与下代之间从未见过面，但是变成蛾子以后，它们却可以按照上一代的方式进行生活，甚至可以记得如何的繁衍后代、结茧。这都是遗传记忆所起到的作用。

同样，人的记忆也是有遗传记忆与个人的感受经历所构成的。通常，我们只是遗传了祖先的一些生理活动能力，但是一些报纸或是传说记载，某人得了某种疾病或是受到刺激以后，突然记忆力超强，记忆起很多年前曾经发生过的事情，比如说咏唱已经失传的一些歌曲。另外西方的医生在做心脏移植手术的时候发现，接受心脏移植手术的人会呈现出原来心脏本体的特征，这似乎也可能属于是遗传记忆。

当然这些论调都没有经过严格证明，不足为据。我想表达的观点是，如果获得记忆是一件非常容易的事情，那么渐渐的忘掉了记忆，是否也不是很重要呢？至少对于那些健忘的人说，如果生活和工作没有受到影响，没有在精神上折磨人，是不是我们就可以不去关注呢？

事实上，大多数人没有将健忘当成是病症，总是将健忘当成是善意的调侃，比如“贵人多忘事”之类。而从医学角度看，很少把健忘当作是一个单一的病症来看，在中医学里，它一般会与心烦躁乱、失眠同时出现；西医中就讲大脑皮质软化、神经衰弱、脑动脉硬化、脑萎缩等，这些病症也会出现记忆力减退的情况。

我以前与一位老师相识，他平时都是出口成章，口若悬河，可是有一次给学生讲课，在准备材料时大脑突然一片空白，他也不知道自己为什么会这样，只好让学生们自己预习。当时他也没当回事，一个月以后需要出远门，竟然又一次记忆中断，甚至找不到回家的路了，好在自己还有一点意识，知道给自己的妻子打电话。到医院去检查，居然是患上了脑血栓，由于治疗的不及时，康复以后还是丧失了一部分记忆。

我们还是从健忘症讨论，虽然我们没有把“健忘”当作是一种病症来看待，但从中医的角度看，健忘还是可以用药物进行治疗的，如果健忘到了损害脑神经的程度，比如在前面提到的那位老师，就不能说是健忘症了，也不能按照治疗健忘症的方法治疗。我们在这里谈到的健忘症，是指在平常生活中经常忘事，比如有的人锁门之后发现没有拿钥匙；手机就在身上，但是总也找不到；刚刚放好的东西，转过身就不知道放在哪了……

从中医的角度讲，心脾气虚、心肾不交、肝郁血瘀等都会造成健忘，但我个人认为，这些病症最终归结于一点，就是气血出了毛病。因为有的人体质本来就不是很好，气血两虚，心、脑等器官没有得到气血的滋养，只要出现一点状况，就会出现这样那样的问题；同时有的人心事很重，很多的事情都是犹豫不决，遇到想不通的地方，找不到人排解，郁结在心里，时间一长自然会出问题。

从中医的角度看，记忆力可以变得更好，没有最好，所以健忘症不可能达到完全康复。没有必要服用大量的药物，只要平时注意多动手指，健忘的毛病就会远离我们。

这种治疗方法还是来自一个老人。这位老人可以说是鹤发童颜，耳不聋眼不花，思维非常敏捷，我非常衷心地向他请教，老人就把健脑的秘方告诉了我，这个办法就是动一动手指头，又提神来又醒脑。

老人为了让我理解得更加的透彻，特意拿出一根绳子表演，随手系了一个蝴蝶扣，拆掉后，又变成一个小绳人。十指翻飞，灵敏异常。

老人的健脑方法看似很简单，其实包含了很多的养生知识。我们的手指与心脏相连，两只手的手指端是六条经脉的起始点，心经、肺经、大肠经、小肠经、心包经、三焦经的起点都在手指头上。而且，十根手指的指尖都是穴位，中医称之为“十宣穴”，最有利于增强记忆力和提神。经常动动手指头，不仅是对手指穴位的刺激，而且也有利于体内的气血运行，将阻滞在身体的垃圾带走，提高新陈代谢的效率。

因此，在闲暇的时候，就需要多动一动手指。方法很多，除了编花绳以外，还可以剪纸、转铁球、织毛衣等，可以根据自己的喜好和生活习惯来决定。

当然除活动我们的手指头以外，可以通过食疗的方法治疗健忘症。根据健忘症不同的类型、种类，我们可以选择不同的食疗方法。心脾两虚的，日常生活中多吃一些补气血的食物，如大枣、糯米、龙眼肉等；心肾不交的，适宜吃一些滋补类的食品，比如说白木耳、蜂王浆等；痰瘀闭阻者，应该吃一些去瘀化痰的食物，如萝卜、海带、橘子等；年纪过大的，适宜吃一些温补类的食物，如羊肉、虾、核桃仁、黑芝麻等。只要根据病症吃相对应的食物，坚持食用一到两个月，你的记忆力将会大大提高。

中医有“以形补形”的说法，所以有的人热衷于食用猪脑、鱼脑、鸭脑等，也可以增强记忆力、提高智力的作用。核桃的果仁也非常像人脑的形状，它也有滋补大脑的作用。每当考试，长辈就会给孩子拿出一堆果仁给孩子吃，为了能够让孩子取得一个好成绩！

对于一般的记忆力减弱和衰退，都是可以通过锻炼和食疗的方法来治疗。但是如果是遗传记忆的丧失，比如说智力回到小孩的水平或丧失了走路的能力，可能就不是健忘症了，而可能是很严重的其他病症。

神经衰弱：小小耳穴，贴压效果显著

在就诊的人群当中，有一部分是白领人士，而且奇怪的是，他们的病症大多都是神经衰弱。他们的症状就是听到一点动静就无法入睡，食欲减退，今天腰疼，明天腿疼，自己非常的苦恼，心情低落，还影响工作效率。

我们楼下的小张就是这样的，她在一家外企从事营销工作。工作压力不是很大，福利待遇也好。小孩已经上小学五年级了，非常懂事，学习成绩也好。按说，她的生活可以说非常的幸福，没什么苦恼才对。

结果，最近因为受到金融危机的影响，单位的运行状况越开越差，有人传言要裁员。她得到这个消息以后，心里马上就紧张起来了，最后开始头晕、失眠、多梦等。他的爱人就找到我，让我帮她治疗一下，让她恢复以前的状态。

其实，中医里并没有治疗神经衰弱的说法。但是，神经衰弱与中医的梅核气、脏燥、郁证、失眠、头痛等病症非常的相似。如果心、肝、肾、脾等脏腑之间不够协调，身上的压力过大，思虑过多，就会伤害肝脾，脾的运化能力不够，其他的器官得不到充足的气血供应，就会出现气虚，心气虚；肝藏血，肝脏受到损伤，血液自然会出问题，肝血不足，最常见的症状就是头晕、易怒、心烦。而且肝血不充足，心血就得不到供应，就会出现各种疾病，比如出现神经衰弱的症状。

在对神经衰弱进行治疗的时候，一定要从心上找原因，并且坚固肝、肾和脾。因为“心藏神”是心理疾病的关键。调心，最应该做的就是安心凝神。元神归心，防止心神涣散。心神一旦涣散，就会出现各种毛病。鉴于小张的工作压力，必然会加紧工作，不会有闲暇时间治病，所以我就选择耳穴按摩的方法，既不会耽误小张的时间，还能自己根治，而且不会让别人察觉。

方法如下：

在耳朵上找到神门、枕、皮质下、心、肾等主要的穴位，在配合肝、胆、脾等穴位的辅助，先将耳朵进行消毒，将带有王不留行籽的耳贴贴在耳朵上的穴位，交替对耳朵进行按压，每天按压的次数不低于 3 次，每穴按压的时间不少于 3 分钟。按压的时候，感到有一些疼痛感是非常正常的，按压持续到耳朵感到有胀、热的感觉，每三天更换一次，换成另外一个耳朵，10 次当成一个疗程，一个月左右就可以看到效果。

可能有人觉得心理问题引发的疾病，用贴耳贴的方法进行治疗，可能有些不靠谱。其实，这种方法利用传统的经络理论。在《黄帝内经·灵枢·口问篇》中记载：“耳者，宗脉之所聚也”，是说耳朵是所有经络汇集的地方，与脏腑之间的联系非常的密切。现代的医学将耳朵的部位分成了心、肝、脾、肺、肾等部分，将身体器官与耳朵的部位相联系，这可不是谬论。在我们讲解治疗神经衰弱的时候，所有的主穴都可以起到安神镇静的作用。“心穴”可想而知，就是具有安神的功效；“神门”是可以镇静止痛的，“皮质下”有调节大脑皮层兴奋神经的作用；“枕穴”就有安神镇静的作用；而“肾穴”的作用就是固精强肾，让人体力充沛。其他的几个辅助穴位是用来调节其他脏腑气血供应的。这些穴位综合起来，就可以起到非常好的调节作用，可以让身体恢复到最佳的状态，防止神经衰弱。耳贴最主要的作用就是调理经络，固摄气血。可以说是“内调”的时候，如果再配合“外补”的方法，在双重作用下，自然会起到更好的效果；而且还可以对身上的小毛病有治疗作用。所以，我还给小张介绍了一种叫桂圆芡实粥的食物，具体做法很简单，如下：

取少许的桂圆肉、少许的芡实和一定量的糯米，再加上少许酸枣仁，一起煮粥，还可以放入一些蜂蜜，改善口感。每天用这个粥作为早餐，坚持食用一个月，就能取得非常好的效果。

说了这么多治疗神经衰弱的方法，不管是按摩穴位还是食疗，都是从生活层面来解决问题。如果在贴耳贴、吃着粥，心里还是放不下紧张的心情，非常的纠结，那就没有办法让你获得安宁了。有时候，应该想开一点，不要想太多还没有发生的事情，过好今天，活在当下，才是保养身体最重要的生活态度！

心脏病：吃酸收敛心气

前几天看到一部非常有意思的电视剧——《我叫王土地》，里面有一个情节让我记忆犹新。就是有一个叫杨大业的财主，他非常吝啬。杨大业被土匪抢去了银圆后，又被王土地“借走”，整日喊着要杀人要钱，当王土地把钱还回来的时候，杨大业望着白花花的银圆，异常的兴奋，最后发疯了。这个情节让我非常的感兴趣，杨大业平素是最抠门的，什么事情都要“亲力亲为”，舍不得花一点钱，最后落得个疯癫的下场。

其实，像杨大业这样，因为过于激动而发疯，甚至死亡的情况不足为奇。而《范进中举》中年纪过大的举人范进则是一个非常鲜明的例子，因为榜上有名，弄得自己疯疯癫癫。“乐极生悲”的例子不胜枚举。

很多人觉得这些故事都是由人杜撰的，一点也不真实。其实啊，艺术表现虽然高于生活，但是来源于生活。因为过于激动导致身体出现问题可真不是杜撰出来的，它是有医学根据的。情绪之所以能影响身体，最大的原因就是气。上文已经讲过，气是生命体活动的重要因素，各种强烈的精神刺激都会妨碍气的正常运行。人在非常兴奋的时候，体内本来正常运行的气，会因为突然受到情绪的变化，运行的方向出现变化。就如同厄尔尼诺现象对大自然造成的破坏一样，这种体内气血出现非常大的干扰，就如同大海上出现的龙卷风，对身体健康有很强的破坏力。

每逢过年过节，医院里就会增加很多的心脏病、心脑血管疾病的患者。健康类的节目，就开始告诉人们如何的进行养生，保养身体。可惜，这些节目一般只会从饮食和生活习惯上去说，却不知道一到过年过节，过于激动兴奋也会影响我们的身体。

现在的年轻人都不习惯与老人住在一起，再加上工作繁忙，回家陪伴老人的机会也是越来越少。老人呢，孤零零的，孩子经常不在家，精神非常的空虚。这一放假，孩子们都回家了，很高兴，做了非常丰盛的一大桌子菜。但是脾胃很难消化，于是要把供应心脏的气血调动到脾胃上，而人愉快和激动的时候，心气就是涣散的，还要帮助脾胃消化，自然就会气血不足，心脏病突发的可能性也就大大增加了。

所以，老人们在家里必须给自己找一点事情做，不应该将精神全部寄托在孩子身上。过节的时候，也不要过于高兴而吃很多，对于那些非常油腻的食物，千万不可多吃。当然，需要告诫年轻人的是，经常回家陪一陪老人，不要让老人的情绪波动过大。古人在谈论孝道的时候就讲“父母在，不远行”。虽然现代社会并不一定按照这个的意思来做，但是抽出一些时间，勤快点，经常回自己的家，让老人感受到子女是关心自己的，不至于双方总不见面，一见面老人就非常的激动。

人逢喜事精神爽，都希望开开心心地度过每一天！但要将自己的情绪控制在一个合理的范围内，并不是很容易做到的。这时候该怎么办呢？其实并不难，高兴的时候多吃一些带酸味的食物。从中医的角度讲，酸味有收敛的作用，有凝气固神的作用。

在《黄帝内经·素问·臧气法时论》中讲：“心苦缓，急食酸以收之”。清朝康熙年间的名医高士宗在其《黄帝内经·直解》中讲得更加的清楚：“志喜而缓，缓则心气散逸，自伤其神矣，急宜食酸以收之。”意思是指在高兴的时候，最好吃一些带有酸性的食物收敛一下，不能让心气过度涣散。现代医学也一再强调，酸味食物是心脏病患者最好的选择。

现在我给老年朋友和心脏不适的患者介绍一道山楂肉干，既美味可口，还能有效地预防心脑血管疾病的发作，虽是肉类却不油腻，偶尔品尝几次是没有问题的。这道山楂肉干既可以预防心脏病、高血压等疾病，还有健脾开胃的功效。

做法如下：将买回来的瘦肉洗净去筋，然后把事先洗净的山楂去杂质，另外葱姜切片备用。

将洗净的山楂放在水中煮沸，后加入瘦肉烹煮，肉至六七成熟捞出山楂。将肉放凉后切成 5 厘米左右的细条。用酱油、姜、葱、料酒、花椒搅拌，并且腌制 1 小时，过滤水分。

然后放油将锅烧热，接着将腌制好的肉条放入锅中油炸，肉条成黄色以后出锅，将油滤去。然后再往锅中放油，将山楂放入锅中过油，最后将肉条再放入锅中，反复小火翻炒，然后放入香油、味精、白糖，和匀起锅。美味好吃的山楂肉干就做好了。

菜中加入了山楂，有很好的开胃健脾的功效，对于那些有忌口问题的老年人或是病人，是一道非常不错的开胃菜。逢年过节，将这道菜端上餐桌，不仅色香味俱佳，而且可以很好地收敛心气。

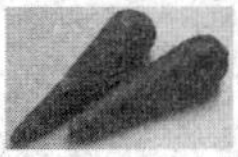

第五章

肝主藏血，气血缺失常见病

近视：肝经气血充足，让你不再近视

银屑病：内外兼治，先从气血入手

中风：通经络、活血脉，化于无形之中

头晕：常按太冲穴、阳陵泉穴

鼻出血：必须祛除肝火

口苦：理气疏肝，祛除内热

思虑伤肝：食疗、调心“双管齐下”

食欲减退：按揉足三里和阴陵泉穴

近视：肝经气血充足，让你不再近视

在以前，只有读过很多书的人才会戴眼镜，所以戴眼镜被看作一种有学问的象征，但是现在，走到大街上就会看到很多戴眼镜的人，就连小学生都有不少配戴眼镜的。

据有关部门统计，目前患有近视的人数已经达到了2亿，而且数量还在增加，这其中有两个最主要的原因，一个是没有防范近视的意识，另外一个就是用眼习惯不良，最终将原本可以治愈的假性近视变成真近视。

我们知道，眼睛与肝之间的关系是最为密切的。在《黄帝内经》中讲到“肝开窍于目”，假若肝脏出了问题，就会对眼睛有影响。假若气血不充足，眼睛就会发干、发涩并带有胀痛感，看东西不清楚。可能我们曾经有过这样的感受，如果在晚上没有获得充足的睡眠，早晨起来之后眼睛就会非常的不舒服，更有甚者是满眼血丝。这是为什么呢？

这主要是因为在晚上三点的时候正是肝经当职，假若休息得不充足，气血就不会纳入肝经，这样就会影响第二天肝经气血的输入。由于眼睛与肝脏的密切关系，所以肝脏的问题就会在眼睛上体现出来。再比如长时间的注视电脑或是电视，眼睛也会有疼痛感，视力越来越模糊，如果闭目养一养精神，就会感觉不那么难受，其实这也是肝经得以休息的缘故。从另一方面讲，如果眼镜使用不当，也会对气血肝脏造成影响，二者之间相互影响。

了解了气血肝脏与眼睛之间的关系，你可能就知道近视的主要原因了：近视主要是眼睛过度疲劳，经常用眼伤害到气血；或者肝肾亏虚，精力不足，导致视力减弱，无法看清楚远处的东西。

这样看来，近视并不是无法治疗的，关键是看有没有治疗的决心，能否改掉不良的用眼习惯。如果你一边治疗，一边盯着电脑不放，或者不注意眼睛保健，这样的情况，治疗近视就是在缘木求鱼，不可行而为。

关于近视的原因，在中国古代已经早有了认识，在《审视瑶函·内障》中讲："肝经不足肾经病，光华咫尺视模糊。"而在《诸病源候论·目病诸候》中讲："劳伤肝腑，肝气不足，兼受风邪，使精华之所衰弱，故不能远视。"对于近视的原因都很一致，都是因为气血不足、肝肾亏虚所引起的。

这样看来，可以将近视分成两种情况。一种是因为气血不足所导致的，也就是眼睛疲劳，导致气血损伤，致使看不清远处的东西。这类近视的患者，眼镜的度数越大，眼珠向外凸出的越多。既然是由气血不足引起的，那治疗的主要方法无非是补充气血，从临床上讲，治疗这种疾病一般都会用到当归补血汤。

就像是以前我的一个患者，年纪非常的小，两只眼睛近视达500度，他父母认为是孩子看书、看电视导致的，所以开始不让孩子看电视了，但是这样持续了一段时间，并没有什么效果，经人介绍找到了我。我让孩子每天都进行穴位按摩，孩子只持续了一个月，他的父亲就给我打来了电话，孩子的视力已经明显好转，过了八个月，孩子的视力基本恢复了正常。

当然，除了按摩穴位以外，还可以利用饮食调理的方法治疗近视，主要的原理就是补肝血。现在介绍给大家一种茶饮品，也对近视有治疗的作用，那就是芝麻核桃乳蜜饮。

这种茶的制作方法非常的简单，只需要到超市买炒过的核桃仁和黑芝麻，然后放入牛奶或是豆浆中一冲就可以了。对于那些偏好甜食的人，还可以放入一勺蜂蜜，既可以当作早点饮品，还可以当成下午茶。

核桃仁性味甘温，可以滋养肺肾两经，能补肾增精，益智健脑，黑芝麻味甘性平，归入大肠经、肝经、肾经，补肝肾、养精血；如果是加入牛奶或是蜂蜜，还可以起到滋阴润燥的作用。

还有一位患有轻度近视的患者，通过我推荐的按摩穴位和食疗方法，不仅治好了近视，便秘的毛病也有所改善。

眼睛是心灵的窗口，只有气血充盈，才能够给我们一个更好的视野，因此，希望摘掉眼镜的朋友和不希望戴眼镜的朋友，一定要养护气血，保护我们的视力。

银屑病：内外兼治，先从气血入手

相信大家都了解过，牛皮癣是很难治愈的。也正是因为难以治愈，所以在市面上面出现了各种各样的偏方。

曾经有一次，我大胆尝试，可以说是歪打正着，用大蒜治好了牛皮癣。当时那位患者直说这是一个奇迹，其实我在这里向朋友们简单解释一下，你就会明白其中的道理。

银屑病其实就是牛皮癣。前者是“象形”，说的就是在红斑或者是丘疹上面覆盖了一层银白色的鳞屑；而后者就变得更加“会意”，说的是这种皮肤病就好像是牛皮一样，病程非常长，有的时候发病轻，有的时候发病重，是非常难以治愈的。

回想起几年之前，那时候我还没有买新房，当时我家的大门口就有一位看门的大爷，每次我从门口经过，就看见大爷总是会蹲在门口，而眼睛则是望着来来往往的人群，但是手上脚上却有着一些小动作，我仔细一看，发现这位大爷是在抠脚上的牛皮癣。这也是我第一次见到牛皮癣，果真像上面所说的，牛皮癣就真的像牛皮一样，顽固异常，于是有好几年的夏天，我都会看见他以同样的姿势蹲在那儿。

大家也都知道牛皮癣非常难治，很有可能会伴随一个人的一生。记得不久之前，我和我一个朋友聊天，当聊到牛皮癣的时候，才得知他的父亲几十年之前就得了牛皮癣，这几十年反复发作，现在还备受煎熬。于是，我就把我知道的一个治癣的方法告诉了他。没有想到就在一个月之后，我这位朋友专程来我家里看我，并且告诉我他父亲的牛皮癣在用了我的方法之后，现在已经缓解了很多。

也许大家会非常好奇，到底是什么治疗牛皮癣的方法呢？其实非常简单，就是把我们平时吃的大蒜捣成蒜泥，敷在牛皮癣的上面，并且用胶布固定牢固，每天只需要更换一次新蒜泥，一般坚持半月左右，牛皮癣的症状就会得到减轻。

那么，为什么大蒜对于牛皮癣能够有这么强的疗效呢？只要稍微懂得一些中医药理的人就知道，大蒜本来是药性辛温，入脾、胃、肺经，具有行滞、暖胃、解毒、杀虫的功效，而且大蒜当中含有的挥发性物质，比如大蒜素，对于葡萄球菌、肺炎球菌、结核杆菌甚至某些耐药菌和真菌都具有非常好的抑制和杀灭作用，被人们称为植物抗生素。大蒜之所以能够对牛皮癣具有很好的疗效，依靠的就是它的这一药性。

从中医讲，牛皮癣是起于营血亏损、化燥生风、肌肤失养，因此清热解毒、活血凉血养血，这才是治疗的根本。

中医在治疗牛皮癣的时候，如果是属于血热型的，那么就可以经常选用龙胆泻肝丸、防风通圣散、牛黄清心丸、清热解毒口服液等来进行清热凉血解毒；如果是属于血燥型的，那么就必须要选用润肤丸、秦艽丸、龟苓膏等来养血润肤；如果是属于血淤型的，就要选用皮肤病血毒丸等来活血化瘀。

当然了，对于大家来说，医学知识相对薄弱，如果盲目用药可能会出现一些问题，所以我在这里再告诉大家一个简单而且非常实用的治疗牛皮癣的穴位方法，就是经常按揉足三里。足三里是足阳明胃经上面一个非常重要的穴位，能够有效调理脾胃、疏通经络、疏风化湿、扶正祛邪。

对于这一穴位，我们可以采用两种方法来进行合理的刺激。第一种是使用艾条做艾灸，每一个星期灸足三里穴 1~2 次，每一次大约灸 15~20 分钟。艾灸的时候应该让艾条缓慢的沿着足三里的穴上下移动，温度以不至于烧伤局部的皮肤为适宜。如果你感觉艾灸非常麻烦，那么你就可以每天使用大拇指或者是中指按压足三里穴一次，每一次 10 分钟左右。在按压的时候，一定要让足三里穴有一种针刺一样的酸胀、发热的感觉。这两种方法没有必要同时进行，只需要选择其中一种，能够坚持 2~3 个月，那么各种类型的牛皮癣都会慢慢减轻。

牛皮癣患者还可以通过一些食疗的方式来有效调理身体，比如在平时要注意多吃一些具有活血、凉血功效的食物，这样就能够很好地从身体内清理血液里面的废物，有效提高身体的免疫功能，从而让牛皮癣这类的皮肤病完全失去了一个生存环境。在食疗方面，我还是比较推崇花生赤豆粥这一食疗良方的。

制作方法非常简答：带衣花生仁 90 克，赤小豆、红枣各 50 克，薏苡仁 90 克，洗干净之后一起煮粥，早晚两次服用，5~7 天为一个疗程。

花生赤豆粥可以养血活血、清热利湿，经常服用对于牛皮癣的恢复有很大的帮助。在我国的广西，有一个以长寿著称的巴马县，那里的长寿老人们精神矍铄，皮肤更是非常有光泽，几乎没有人患皮肤病，而主要原因就是他们经常喝点小酒，把花生、豆类、薏苡仁、红枣等活血、养血之物当成家常便饭来食用。

总而言之，只要大家使用了正确的方法，并且坚持不懈，那么一定可以有效减轻牛皮癣的症状，甚至是完全治愈。

中风：通经络、活血脉，化于无形之中

中风，大家可能并不是很熟悉，其实中风就是被风伤到了；因为风的随意性非常的强，飘忽不定，因此中风在中医里是一种非常难以治愈的疾病。治疗中风应采用中西医结合的方法，在急性病发的时候，可采取西医的治疗方法。在恢复阶段就应该采用中医调理的方法。

风者，动也。在武侠电影之中，武林高手有摘叶杀人的本领，可以隔空伤人，杀人于无形中。这是非常夸张的描写，而中风的病人，就是被风所伤到；因为风性非常的飘忽不定，很难捉摸，所以中风在中医里面非常难以揣测。

试想一个人非常健康，怎么会突然地口眼歪斜、半边麻木了，或是半身不遂，或者昏厥不醒；由于是风的原因，中风的病症也是不一定的，一会儿是这样，一会儿又是那样，有的时候又转移到腿上，让患者非常的苦恼以及很难捉摸。在一些比较偏僻的地方，中风可能会被认为是中邪呢。

由于中风的捉摸不定，这种病让人们非常的恐惧。我的朋友在

一天早晨，感觉到脸上非常肿痛，以为自己得了中风，大惊失色，然后联系医院又是透视，又是检查，结果医生检查出是胰腺的问题，吃了几粒药，肿痛立消。可见，中风在人心中的恐怖程度。

在《黄帝内经》中记载："正气存内，邪不可干。"人一过中年，身体亏虚，气血亏耗，内邪外邪侵袭，并且专在你最不提防的时候到来，比如在大庭广众之下，在绿草如茵的地方，在奋发加班的时候。随着生活压力的增加，有很多的年轻人被"风"压倒，这几年报纸上中风的报道也越来越多。

中风根据大脑神经受损程度以及是否有神智清醒障碍的程度，可以分为中经络、中脏腑两大类。中经络的症状是手足肌肤麻木，一侧肢体无力，或半身不遂，语言不利，口眼歪斜，这类属于轻度症状；相比之下，中脏腑的病症更加严重，主要的病症为半身不遂、突然昏倒、口歪眼斜、语言不利等。西医里面所涉及的大面积脑血栓、脑梗死、脑栓塞等表现出的问题，一般都属于后者病症。

一个人什么异常也没有，怎么会突然中风呢，也不会备上治疗中风的药物。对于急性发作的症状，尤其是中脏腑的中风症状中的神志不清，必须马上送医院，这里没有特殊的药物，也不需要偏方，最需要的就是时间和冷静。可能只需要几分钟的时间，对病人可能就是两种完全不同的境况。

我遇到过一位总是健忘、手脚麻木病症的女病人，开始她以为自己因为一时的劳累，等到突然的中风摔倒，到医院治疗的时候，发现大脑已经软化一半；还有一位半身麻木、口歪眼斜的病人，开始家人弄了不少的偏方，可是病邪日深，本来只需要半个月的时间就可以治愈，拖了很长的时间；又是突然地昏厥倒地，或搬运不当，或是延时抢救，最后导致生命垂危，这样的案例非常多。

中风在治疗的时候必须讲究中西医结合，在急性病发时候应采用西医的方法，在恢复时期应该采用中医辨证方法。对于经过治疗留下了后遗症，中医就能发挥扶正祛邪的作用。

中风的病人，经过治疗以后，一般都会留下不同的后遗症，比如言语不利、口眼歪斜、半身不遂等。

言语不利，一般都是因为痰风受堵阻络或肾经亏虚，可以采用解语丹化痰祛风、宣窍通络，可以采用地黄饮补肾滋阴。如果病人只是单纯的口眼歪斜，那一般都是风痰受堵，主要的方法是祛痰祛风、活血经络为主，可服用牵正散治疗。

半身不遂，一般都是因为气虚血瘀、经脉阻滞，就像是台风灾难过后，道路受阻，只有打通经络，才能恢复正常的活动，因此活血、益气、通络才是重中之重，可以服用补阳还五汤来调理。半身不遂的主要原因是阴虚阳亢、脉络瘀阻，这时候应采用平肝潜阳、息风通络，服用镇肝息风汤是最好的方法。

凡是药物治疗都需要辨证施治，切不应该太过盲目，最好应该遵医嘱。除了药物外，中风患者应该平和调理，这时做一些简单保健操也非常有利于恢复。

中风患者的四肢没有得到充足的锻炼，因此，为了防止患病肢体的肌肉萎缩，我建议病患家属每天对患者的穴位经络按摩，对肢体进行刺激性的锻炼。最佳的选择就是阳明经，足阳明胃经和手阳明大肠经，也就是医书中所讲的“治痿独取阳明”，将疏通经络的精气，然后按摩丰隆、太冲、梁丘、足三里、合谷、曲池、手三里和肩井穴，然后再按摩阴经的三阴交、风池、阴陵泉、血海，每个穴位只要按揉两三分钟就可以了。

饮食上，患者应该尽量食用清淡的食物，不要吃过咸、过于油腻，平常最好吃瘦肉、鱼肉，以提供充足的营养。在这里，我建议患者每周食用一两次独活黑豆瘦肉汤。这个汤在自家的厨房就可以制作。到中药店买一些独活，将独活与黑豆按照1∶5的比例，稍稍浸泡一下，与切成肉丁的瘦肉一起煮，调入恰当的油与食盐。

独活，在《名医别录》中记载“治诸风，百节痛风无久新者”，而在《本草通玄》中讲到“治失音不语，手足不随，口眼歪斜”；黑豆有活血、养血的功效。因而，这个汤的主要功能就是止痛祛风、通经络、活血脉，对于中风引起的肢体瘫痪、活动不灵、语言障碍非常有效。

佛家讲“风随心动”，如果心不乱动，风也不能胡乱而为，所以必须保持一个平静祥和的心态，病来养病，无病养生，将风化于无形之中。

头晕：常按太冲穴、阳陵泉穴

我曾经与一个好朋友一起参加一个酒会，酒会搞得非常的宏大，给人的感觉非常不错，尤其是参加酒会的女士，真是风姿卓绝，美不胜收，身处其中，真是应接不暇。正在我左右环顾的时候，我的朋友搀扶着一位女士走了过来，“这次就拜托你了，我的老朋友！这位张小姐也是我的好朋友，今天特意从外地赶回来参加的，不知道怎么了觉得头晕。你赶快看看吧”。我走到她的身边，让她仰靠在沙发上，发现她的脸色泛红，脉搏很弱，而且舌苔非常的黄，典型的肝阴不足。我觉得这位小姐一定是一个完美主义者。仔细询问，果不其然，她说自己做事情总希望做到最好，不让自己有任何的缺点，事情如果觉得不满意就会心烦气躁，经常惶恐不安，担心自己做不好。很多朋友都说她过于执着、固执，总是要求完美。说到这里，我基本知道是什么原因了。

中医讲“诸病于内，必形于外”。头痛是给我们的表面现象，真正的原因其实是在脏腑之中。伤到哪了呢？这个器官就是肝，头痛与肝有着很大的关系，就连因高血压而头晕的病症也是由肝入手治疗。“肝藏血”，女性群体是比较容易缺血的，本来在经期、孕期、产期都会虚损大量的血，加上脾气非常暴躁，给自己很大的压力，气血就无法滋养肝脏，就会出现头晕的症状。

我们将这位女士扶到一个僻静人少的地方，按照次序按摩百会、风池、太阳、太冲和阳陵泉穴这几个穴位。百会和太阳穴大家可能比较熟悉，百会穴位于头顶部，沿两耳向上，在头顶正中的焦点位置，这个穴位是阳气聚集之所，按摩百会穴可以提升阳气，清热开窍。头痛有很多的外因，比如风寒外袭、风热犯上、肝阳上亢、气血亏虚、痰浊蔽阻、瘀血等。最为普遍的原因就是肝阳上亢，这是治疗肝病重中之重。风池是阳气升发的穴位，可以有效促进气血运行。太阳穴可以说是生命要穴，可能很多人都会下意识的按摩这个穴位缓解头疼，只是不知道为什么要按摩这个穴位罢了。这个穴位位于我们的外眼角向额头延伸的位置，很多老年人在头疼的时候都会按揉这个地方，实际就是对太阳穴的按摩。风池穴位于胆经上面，处于我们的脑后，在枕骨之下，耳后发际下凹窝中，与耳垂齐平。在《灵枢·热病篇》中讲："风为阳邪，其性轻扬，头顶之上，惟风可到……主中风偏枯，少阳头痛，乃风邪蓄积之所，故名风池"。肝胆互为表里，肝血亏阴虚，水不润肝的时候，肝火就会上亢，气火上涌导致头晕。而风池穴的主要功能就是驱散风邪，对风池穴按摩就会起到降肝火的作用。而且风池穴与太阳穴的配合是最佳的，一起按摩可以做到提神醒脑。太冲穴就是在肝经的穴位，它是肝经的原穴，凡是与肝有关的疾病，治疗的时候就必须按摩太冲穴。太冲穴在第 1、第 2 跖骨结合部之前凹陷处，也就是从大脚趾和二脚趾的中间往脚背按揉，会揉到一个柔软的地方，就是太冲穴了。而阳陵泉穴则是筋气会聚的一个穴位，按摩它可以提阳润脾，降泄肝胆之火。这几个穴位配合按揉，去肝火，滋阴提阳，是缓解肝阳上亢而头晕的最好方法。

我对张小姐依次按揉这几个穴位，刚才头晕恍惚的张小姐马上有了精神，急忙请教我这个方法，说出自己多年头痛的苦楚，一两个月就会发作一次，每次都是用睡眠缓解疼痛。因为这个病，她失去了很多的机会，心里非常的苦恼。身边很多的女性朋友可能都会有这样的症状，但是都没有在意。我看着这位商界的女强人，她的性格中执着的成分过大，不能很好地缓解自己的情绪，那就是一种精神的折磨，如果长期处于这种状态，也会对身体造成很大的伤害，所以一定要保持心态的平和，及时补充亏虚的气血。

鼻出血：必须祛除肝火

周六的下午，我刚刚吃完午饭，正准备午睡，突然有人敲门，原来是楼上的邻居唐大哥，儿子一手扶着他，而他用一块布捂着鼻子，说是鼻子流血了。

我赶紧把他们让到屋子里面，让他仰面躺在地毯上，我看了一下他的舌头，舌苔黄而舌头红，脉象很细，这是肝火过旺的症状。据他儿子说，刚才和家里人争辩一件事，心里一激动，鼻子就流血了。知道是火气过旺引起的，但是不知道怎么处理，只能用块布把鼻子捂住，到我这里寻求帮助。我也没有时间解释，赶快找了一块湿毛巾放在他的额头上，过了一会儿，鼻血就不流了。这时候发现唐大哥的脸色正常了很多，只是一阵的摇头叹息。

“叔叔，我爸这是什么原因啊？一会还会流血吗？”大哥的脸色渐渐地恢复了，但是一会又浮现了愁容。唐大哥说：“这两年生意很难做，我天天在外面苦心经营，就想多赚点钱，让家里人过得好点。可孩子他妈总是疑神疑鬼，每天都要和我吵一架。”我估计的不错，唐大哥又说：“我最近没有食欲，嘴里很苦，经常有头晕的感觉，胸口发闷，心情非常的烦躁。兄弟，你帮我看看，我是不是得了很重的病？”唐大哥是个自尊心非常强的人，轻易不会向别人倾诉自己的苦楚。这次说出自己的心里话，想来这两年没少受刺激。中医说“郁怒伤肝”，愤怒和郁闷都会伤害肝脏。而肝的主要功能是疏通排泄，肝脏受伤，就会导致脾的调节能力降低，悲者更悲，怒者更怒，长此以往，只会造成更严重的后果。唐大哥今年四十多了，身体的各项机能都处于下降的趋势，再加上事业的不顺心，难免气郁结在心中，不得解脱。今天突然流鼻血，表面上是因为吵架而引起的虚火上升，其实是因为肝脏出了问题。如果肝脏的功能是正常的，藏血的功能就很稳固，就不可能非常轻易地流出鼻血来。

要想彻底让流鼻血的症状消失，最重要的就是清肝火，让肝脏的疏泄功能得以恢复。如果采用药物治疗的话，栀子清肝汤和龙胆泻肝汤都是不错的选择。但是，我一般尽量不采用药物治疗，因为身体有一定的调理功能，如果吃入药物，效果会更强，但是可能会对身体的其他功能造成损害，所以我给唐大哥推荐夏桑菊冲剂和对太冲穴的按摩。

太冲穴我们已经介绍了，这个穴位最大的特点就是可以降肝火。夏桑菊冲剂是一种降火饮料，其中野菊花、桑叶、夏枯草三味药都有很强的明目清肝、散热疏风的功效，日常火气大，头晕眼痛的人可以经常喝。

大哥肝火太盛，所以我建议他增加剂量，一日三次，每次喝两包，坚持一个月的时间，再对太冲穴进行按摩，肝火就会下降。比起喝那些非常苦的中药，效果非常的明显，而且不会有副作用。

细心的人会发现这样一个细节，我最开始是用湿毛巾包住额头，其实这是一种很普通的急救方法，在流鼻血的时候最好让人迎面而躺，头部最好向后垂，然后用冰袋或是湿毛巾包住额头或是鼻翼两侧的迎香穴，可以及时地止住鼻血，以免流血过多。当然，这种方法比较适合急救，如果流鼻血的次数很多，最好到医院检查一下。因为除了肝火旺盛以外，还有很多的原因造成鼻出血，千万不能疏忽。

唐大哥的儿子将这些内容写在了笔记本上，看到这里唐大哥非常的感动。可惜，他脸上还是忧郁之气。其实，这一切都与心情密不可分。如果心里不能释怀，肝火还会上升，再好的药物也是于事无补。人生总会有不得意的时候，得意的时候不要过于张狂。低谷时也不要过于抑郁，只有保持平和的心态，肝火才不会上升，这样才能延续我们的幸福之路。

口苦：理气疏肝，祛除内热

在我诊病的时候，经常有老人对我说嘴苦。孩子给老人买了不少的食品，甚至买了不少年轻人爱吃的巧克力之类的零食，但是吃在嘴里还是非常的苦，自己也找不到原因。

在这个时候，我一般会向患者介绍一种甘菊花醪酒，就是将适量的菊花和酒一起煮沸，放温以后饮用，每天就当饮料喝。非常的简单，很多老人喝了这种酒以后，都反映效果不错。

就是这样一个清肝平肝的小方子。老年人一般都是气血亏虚，再加上一个人在家里，没有事情可干，孩子们都在忙工作，很难抽出时间陪老人。他们就会经常的胡思乱想，致使肝气郁阻，出现各种病症。口苦只是一个很小的问题，如果不去治疗，肝经可能会出现更多的问题，让身体承受很大的负担。

可能大家都不知道，为什么肝气郁阻会导致嘴苦？这就必须要寻根溯源了。正常的情况下，我们的口腔里面是非常清爽舒适的，但是有的人会觉得嘴里是甜的，嘴里是甜说明脾热，而嘴里苦说明肝有热。人的情绪在非常郁闷的时候，嘴里就会发苦，因为肝是主管情感的，心情郁闷导致肝气郁结，气滞就会出现血瘀，肝胆相为表里，肝血如果不能畅通，郁积在体内，就会导致胆气溢郁，口苦自然就出现了。在《黄帝内经 · 素问 · 痿论》中讲到“肝气热，则胆泄，口苦”。

治疗口苦最为主要的方法就是理气疏肝，祛除内热，最好的方法吃龙胆泻肝丸，这是中成药，说明书上都有吃法。但是从我个人的角度讲，不主张采用药物治疗的方法，本来肝就是积热的脏器，气行不畅，还肩负着排毒的功效。所以，如果症状不是很严重的话，建议经常喝几碗甘菊花醪酒。如果觉得非常苦的话，可以采用嘘气的方法，可以很好地平熄肝火，让所有的脏腑处于一个非常平衡的状态。现在给大家介绍两种嘘气的方法。方法如下：

一种是嘘气的方法，呼气的时候念出“嘘”来，用两脚尖轻轻地点地，两手从小腹的位置向上抬起，手背对在一起，一直抬到与肩平衡的位置，两只手分别向左右分开，尽量的向外呼气，再吸气的时候，两手从面前、胸腹轻缓的向下，放回到体侧。依照这种方法，重复6次。

还有一种就是呼气的时候念“吹”字的方法，脚尖点地，脚掌、脚心抬起，两只胳膊从两侧抬起，从后背绕长强、肾俞穴向前画弧线，向前经过锁骨，双臂撑圆就像是抱着一个篮球，指尖相对。缓缓下蹲，（在下蹲的时候注意，上身应该尽量保持端正）两臂向下回收，呼气之后，双手平落在膝盖上。然后缓缓地吸气站起来，两臂垂在身体两侧。还是重复六次。

人的年纪大了，身体就如同用了多年的机器似的，如果不去很好的保养，就很容易衰老，导致出现各种的问题，这样也就有了各种的病症。

所以我们要时常注意自己的身体，不要觉得嘴苦是一件很小的毛病，就不加重视，我们一定要从小处养生，还自己一个健康的体魄！

思虑伤肝：食疗、调心“双管齐下”

当我们的身体一旦受到精神刺激而造成心情不畅、精神抑郁时，将会严重影响到肝脏功能的正常发挥。而肝脏又是通过调节气机来辅助脾胃消化运输饮食精微，肝气郁结就会造成气机不利，不思饮食。

记得我曾经接诊过一位病人，马上就到了退休的年龄却下岗了。而且自从下岗之后就开始心情郁闷，整天茶不思，饭不想。特别是在下岗之后的两年，更是什么都不想做，整天坐在家中发呆，而且还出现了心烦、没有胃口、胃胀、打嗝、睡眠不好、梦多等症状。并且看什么东西都觉得不顺眼，甚至连自己的老伴看了都觉得心烦，儿媳妇、儿子、孩子更不要说了。最后老大爷的儿女们只好搬出去了，但是此时他又开始难受了。家人在跟前，他觉得烦；家人不在跟前，他又觉得委屈，觉得自己老了，儿女们不管自己了。最后，老爷子去医院进行了检查，可是却没有发现什么问题。结果弄得老爷子的儿女们也不知道该怎么办了。

后来，老爷子的家人找到了我，说他已经好几天没有吃饭了，让我赶紧给老爷子瞧瞧病。我通过了一番细致的了解，知道了他的大体的症状，又发现老爷子总是唉声叹气，我给他把了把脉，发现脉也细弱无力，最后我确诊老爷子是典型的自主神经功能紊乱。于是，我给他开了一些逍遥丸，还有一些调养的方药让其回家调理，而且还建议他最好能够做一些心理方面的调节性治疗。

后来，通过心理脱敏治疗，以及相应的药物治疗，终于在两三个月之后，病人开始慢慢好转了。我记得有一天，他还特意跑过来和我说，感觉现在头也不疼了，也能够很好地吃饭了，睡眠质量也好多了，心情也舒畅了，总而言之，病情已经在一定程度上出现了好转。

当然了，在实际诊断过程中，病情严重到像老爷子这种情况的并不多见。但是出现心情不好，思虑过度，不想吃饭，很多人都有过类似的经历。

《黄帝内经》中有“思伤脾”的说法，简单理解就是说一个人的精神心理活动与脏腑的功能存在很大的关系。

其实，不仅仅是思虑太过会影响食欲，就是不良的心理因素也会造成各种各样的身体疾病和精神疾病。中医上认为，月经不调、糖尿病、高血压、冠心病、心肌梗死、胃十二指肠溃疡等疾病都是与心理因素有关。因为人一旦出现了精神问题，那么就会导致人体的气血出现失衡，非常容易诱发疾病。《丹溪心法·六郁》曰：“气血冲和，万病不生，一有拂郁，诸病生焉。”因此，一定要保持良好的情绪。

我在这里为大家介绍四种缓解不良情绪的方法：

第一，学会放松。

在现如今快节奏和竞争激烈的社会当中，人们的压力越来越大，也非常容易引起紧张、焦虑等情绪，从而导致胃内分泌酸干扰功能失调，造成食欲下降。因此，在平常必须要注意进行自我放松。我们每天可以通过冥想、瑜伽放松功等方式来放松自己。而且还应该有规律地生活、学习、工作，休息时间也要尽量保持始终统一。

在这里我再给大家介绍一种渐进式放松法：也就是把握好“紧张——放松——更紧张——更放松——更更紧张——完全放松”的这一原则，对自己的身体能够从头到脚进行放松。当然，在进行渐进式放松法的时候，最好能够寻找一个相对安静、没有骚扰的环境进行。

第二，吃饭时心情要愉快。

在吃饭的时候，我们必须要保持愉快，有一个舒畅的心情，这样更容易促进食欲。如果是生气，或者是心情不好，或者是大怒、哭泣等情况下，最好不要进餐，更不要勉强进餐，在等到心情平复之后进餐，这样才不会伤害身体。

第三，保持幽默。

幽默感对于不良情绪具有强烈的抵制作用，因此，在平常生活当中，我们应该多注意培养自己的幽默感。可以多看看幽默笑话，多听听幽默段子，多讲一些幽默的话，把原本过分认真的自己放松下来，能够用一种玩笑调侃的态度去处理严肃的事件。只有这样，我们才会活得轻松，活得自在。

第四，经常散步和晒太阳。

当你感到焦躁不安的时候，可以选择出门去散步，呼吸新鲜空气，这样对我们的身体是非常有好处的，特别是能够让我们体会到愉悦感。

而且即使是进行短短几分钟的散步，就可以让我们的血液当中的复合胺浓度升高，从而达到平稳情绪，减少焦虑的效果。

食欲减退：按揉足三里和阴陵泉穴

大多数人都看见或是经历过这样的场景，与家人吵架的时候将碗筷一放，转身就走，气呼呼地说了一句“饱了”，然后找一个地方一个人生闷气。更有甚者，一连几天吃不下饭去，并且肚子感觉非常的不舒服。

这时候我们不得不提一个字，那就是“气”。中医讲，百病皆由气得。气可以让人的身体情绪等方面受到影响，包括吃饭这样生活中非常普通的事情。生气受人安慰的时候，都会说：“千万别想不开，饭是必须要吃的，干什么和自己过不去啊”。

这些话说得非常的有道理，可是总有这样一口气堵着，怎么会吃得下去？这时候最重要的将这口气顺过来，让体内的气正常运行，只有脾胃正常的工作了，才会很好地消化食物，人自然会有饥饿感。有的人可能就会觉得有些不明白了，食物是经脾胃消化的，生气是因为肝的问题，二者之间是如何联系的呢？道理非常的简单，怒容易伤肝，生气就会伤害到肝脏，假若肝经出了问题，就会向胆经上走，要么就会阻挠脾经的正常运行，吃不下去饭就是因为肝气侵入到脾胃上，导致脾胃无法正常发挥消化功能，食物没有办法消化，人自然没有食欲，这时候，就算是勉强吃一些饭，也不会感觉味道，甚至会出现反胃的现象。

所以，当身边的人因为生气而吃不下东西，最好让他自己一个人静一静，然后再给他热一杯浓浓的茉莉花糖水，放在他的身边，非常的有效。茉莉花糖水的制作方法非常的简单，将茉莉花放入清水中浸泡，再将茉莉花放入杯中加开水冲泡，然后向杯中加白糖就可以了。不要觉得这样一杯茶非常的简单，却有很好的功效，最重要的是，茉莉花本身就起到疏肝理气的作用，在《本草纲目》中讲："解酒和中，助脾气，缓肝气"。经常喝这样的糖水，不仅是一种美味的享受，也是对人体的一种呵护。特别是爱生闷气的女性朋友，完全可以用这样的一杯糖水代替咖啡等刺激性的饮料，不仅有益健康，也会让女性展现出一种优雅之美。需要提醒大家的是，不要放太多的白糖，以免影响茉莉花的功效。

当然，茉莉花糖水只是起到一个缓解情绪、理气疏肝的作用，只要体内的气顺畅了，脾胃的功能也就正常了。我们可以采取一个按摩的方法。

在腿部膝盖附近找到足三里和阴陵泉穴，用大拇指按揉足三里和腿部的阴陵泉穴，时长约 5 分钟。如果用手觉得非常的别扭，可以采用一些小圆柱的物件，如圆珠笔或是筷子的圆头以减少手指的工作量。

这当中，大家都知道足三里穴位是一个非常保健的穴位，却不知道，它还可以消食导滞，对肝火旺盛而引起的脾胃运化失调，有非常好的调节作用。可以说，脾胃出了问题都可以按揉足三里穴，而阳陵泉穴是脾经的水穴、和穴，健脾祛湿的功效很强，调节脾系统的问题也可以用它来调节。将两个穴位配合使用，可以很好地疏通肝经，降肝火，健脾益气。脾胃消化的功能增强了，人自然就会有食欲，这时候再吃饭，就会非常的香甜，而且可以充足地吸收营养。

俗话说得好，人是铁饭是钢，一顿不吃饿得慌。对于普通人来说，一日三餐是必须吃的。可是，在很多时候，我们都会遇到各种各样的事情，吃饭的时候没有味道，或者是吃不下去，这一般都是因为肝火过旺而引起的脾气不好；或者是因为抑郁而引起的脾胃不振，导致脾胃出现问题。所以，如果大家希望身体健康，吃饭的时候最好不要教训孩子，夫妻也不能在吃饭的时候吵架，最好说一些有趣的话题，让大家在一个愉悦的环境下进餐，这样才可以保证脏器的正常功能。

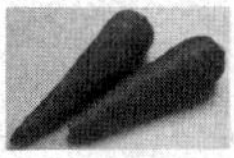

第六章

肺气之本，气血缺失常见病

咳嗽：止咳良药，好吃又治病

哮喘：在手上寻找通肺气的良药

感冒：通过二果来帮忙

鼻炎：补足肺气，按摩食疗来帮忙

痘痘：补足肺气，“战痘”成功

嗅觉不好：学学健鼻功

咳嗽：止咳良药，好吃又治病

咳嗽，这是一种非常常见的疾病，作为医生，我们都希望用最简单的方法，达到治愈疾病的效果。关于咳嗽，我建议大家不要盲目服用止咳药，可以先通过食疗进行调理，我给大家推荐几款食疗方案：川贝雪梨盅、烘烤金橘、白萝卜饴。

说起咳嗽，我相信这个是除了感冒之外，大家最容易得的一种疾病。它的病因和表现也是不尽相同的，有的人是受凉，有的人是过敏，还有的人是偶尔咳嗽几声，甚至有的人是一咳嗽起来就无法控制，没完没了。

特别是到了季节交替的时候，很多朋友更容易出现咳嗽的情况。我身边的很多好友，也是一到换季的时候，就向我来咨询如何能够快速治疗咳嗽。

在我的这些朋友当中，他们有的是自己被咳嗽困扰，说不了几句话就会咳嗽不停，而又的则是家里面老人或者是孩子咳嗽个不停。所以，大家都希望能够尽快把咳嗽治好。

其实，对于年轻人而言，咳嗽也没有什么大的问题，有的时候多喝一些白开水，或者是喝点止咳糖浆，不需要多长时间，咳嗽肯定会好。但是，对于老年人和小孩来说就比较麻烦了。因为很多老年人还伴随有其他疾病，不能够随便吃药，而很多小孩子因为怕苦，总是会抗拒吃药。所以，这一老一小的咳嗽就成为了大问题。

所以，我一直建议大家能够通过食疗来解决咳嗽问题，接下来我就为大家详细介绍一下这些食疗方案的制作方法和饮食注意事项。

一、川贝雪梨盅

先把去了皮和核的新鲜雪梨中加入川贝粉 3 克，用瓷碗盖好，之后再放在锅中隔水蒸软，稍微凉一些再食用。

也可以把新鲜的雪梨去皮，剖开去核，再放入适量的冰糖，放入锅中隔水蒸软。

川贝味甘苦、性凉、入肺经，清热化痰、润肺散结。雪梨性寒凉，《本草通玄》称其“生者清六腑之热，熟者滋五脏之阴”，而且生食可以去实火，熟食可以去虚火，对于上火引起的咳嗽具有很好的调理功效。

二、烘烤金橘

先把金橘放在火上烤，烤到橘皮变黑，之后放凉一些，再把皮剥掉，把烤好的橘子瓣挤成汁。如果你家里面有电烤箱，那么就更简单了，直接把金橘放入烤箱当中烤 15~20 分钟，之后再取出，剥皮取汁即可。

对于 3 岁以下的孩子，一次只需要吃一个金橘，一天吃两次，坚持三天左右咳嗽症状就会明显好转。相对大一些的孩子，一次可以多吃一些，吃两三个是没有问题的。

记得前不久，我一个朋友的孩子，不小心感冒之后咳嗽不止，就是通过这样的方法，在吃了几天金橘之后，咳嗽就好了。

当然了，如果你对于烤金橘非常不习惯的话，那么也可以将金橘洗净，之后再用牙签戳三个洞，放入水中煮沸，之后再放入冰糖，使用小火熬烂，晾凉之后再食用，效果依旧是非常不错的。

三、白萝卜饴

把白萝卜切成大小 1 厘米左右的小丁，之后再放入干燥、干净的容器当中，并且放满蜂蜜，盖紧；浸渍 3 天左右，此时白萝卜渗出来的水分就会和蜂蜜完全混合，可以一起放入冰箱保存；需要饮用的时候，每一次加入少许温开水，止咳的效果是非常好的。

如果临时想要喝，但是发现没有足够的时间浸渍，也不要担心，你可以把白萝卜磨碎，再加入相当于白萝卜三分之一量的蜂蜜拌匀，再加入温水饮用。

人们常说："冬吃萝卜夏吃姜，不用医生开药方。"因此如果你的身边有人经常咳嗽，那么这个白萝卜饴不妨经常准备一些。

也许很多朋友会问，你介绍了三种食疗方法，我感觉都很好，可是在我咳嗽的时候，到底应该选择哪一种更加合适呢？

其实，我认为，选择哪一种并没有什么特别的说法，只需要按照你自己的口味选择即可，也就是人们常说的既好吃，又治病。

我们想一些，这些好吃、好用又好做的佳肴就可以非常轻松地让咳嗽消失得无影无踪，我们何乐而不为呢！

哮喘：在手上寻找通肺气的良药

通常情况下，哮喘是比较温和的，只需要进行简单的治疗即可，哪怕是严重的哮喘，在经过了认真的调养，还是比较容易治愈的。

哮喘最忌讳的就是延误治疗，一旦延误就很有可能会发展成为肺气肿、肺心病、呼吸衰竭、心脏衰竭，甚至死亡。而且，哮喘病人身边应该随时都有人陪伴，否则也是很容易发生问题的。

我的一个朋友，他家里面的一位老人，在去赶集的途中突发哮喘，结果被一口痰憋住，非常令人惋惜的是，当时身边连一个人影也没有，更不要说懂得医术的人了，结果就在送往当地医院的时候，因为痰堵气管的时间过久而停止了呼吸。

中医认为，哮喘是由于肺、脾、肾三脏的功能不足，导致体内的津液凝聚成了“宿痰”，潜藏到了我们的肺里。如果这个时候遇到一点风吹草动，比如外感风寒暑湿等邪气、疲劳过度，或者是吃了一些不干净的食物等，都会让这些在我们身体内潜伏的，不甘寂寞的“宿痰”，有机会一涌而出，从而阻塞我们的肺气，导致哮喘发作。

换句话说，哮喘的主要病因是“宿痰内伏”，正如《症因脉治·哮病》中记载：“哮病之因，痰饮留伏，结成窠臼，潜伏于内。”

中医也认为，肺朝百脉，对于血的运行有推动作用。哮喘病人如果肺功能不好，很容易导致血瘀；哮喘时间长了，肺气也会受到损耗，气虚血运无力很容易造成血瘀；痰瘀再和它相互纠结，这样就会让哮喘反复发作。所以，肺脾肾三脏气血失调、经络瘀阻这才是哮喘反复发作的主要原因。

就在不久之前，我接诊了一位病人。我记得那天我刚到医院，就见到一位老人在一个小女孩的陪同下，一路咳喘着来到了诊断室。

我当时发现老人呼吸急促，不停地咳嗽，而且面色发青，虽然已经快到夏季了，而且房间里面也没有开空调，但是老人却好像非常冷，浑身不停地发抖。女孩看见我更是非常焦急地对我说："医生医生，快看看我爷爷，他喘得不行了！"

我一边安慰女孩，一边开始为老人进行诊断，我发现老人舌苔白滑，脉象浮紧，咳出的痰也都是清稀白色的，而这是典型的寒性哮喘的症状。

我随即询问女孩给爷爷吃过什么药没有，她说服用了定喘片。原来，家里面爷爷的备用药没有了，爸爸妈妈又不在家，女孩见爷爷咳嗽的厉害，就自己跑去药店买药，售药员一听是治哮喘，二话没说就给她拿了定喘片。听完这些，我一下子就明白老人为什么喘得那么厉害了，原来是药不对症。

我立即给老人灸了脖子后面的大椎穴和定喘穴，并且让他靠在椅子上面休息一会儿。半小时之后，老人就不再怕冷了，而且咳喘也没有那么厉害了。

由此可见，我们在针对哮喘用药的时候，必须要区别好寒哮和热哮，寒哮应该温化散痰，热哮应该清热祛痰，千万不能够二者混淆。

那么，我们应该如何区别它们呢？在这里告诉大家一个非常简单的方法：如果病人咳出的痰色是淡清稀的，而且还有怕冷的症状，那么就是寒哮，则应该用射干麻黄丸；如果痰是黄稠或者是白黏的，而且还伴随有身体发烫、面红耳赤，这就是热哮，必须要用止咳定喘口服液。当然了，我建议大家还是应该去医院让专业医生进行检查，看看到底是寒哮还是热哮，该吃什么药。

有很多哮喘病人会问，如果我们也和那位老爷爷一样，手头的药刚好吃完，哮喘又发作了，应该怎么办呢？

我告诉大家一个应急的方法，那就是按揉我们手掌上面治疗哮喘的特效穴位——咳喘点。咳喘点位于食指、中指分叉处的手掌上大约 1 厘米的地方，哮喘发作的时候，只要我们用手指用力按揉这一穴位，哮喘便会减轻。如果你的家里有艾条，还可以通过艾条来灸。感到烫的时候，就把艾条从穴位的上方移开，隔一会儿，再灸一次，一直到症状减轻为止。如果不习惯用艾条，你也可以把四五根牙签捆成束，来刺激这个穴位。

除此之外，三间穴和肺点对于平喘也非常有效。在哮喘发作的时候，你可以在点按咳喘点的同时，刺激这两个穴位。

当然了，如果你在平时有空闲的时间，我建议你也可以时不时地按压、揉搓一下这几个穴位，它们不仅能够在你哮喘突然发作的时候帮助你快速平喘，而且还能够有效预防哮喘。

在临床上，也有一些哮喘的发作并不明显。比如在前几天，有一位妇女到我这里来治咳嗽，她的咳嗽已经持续了一个多月，而且经常是夜间，甚至是凌晨发作，一阵一阵地干咳，既不喘又没有痰，等到了第二天早晨又正常了。

我听完了这位妇女描述的病情，感觉他可能是脾虚哮喘，但是情况不严重，于是让她每天按揉哮喘点和三间穴。后来她告诉我，当天晚上她的咳嗽症状就好多了，等到了两周之后，咳嗽彻底治好了，现在人也变得精神多了。

最后提醒大家一点，有的哮喘以咳嗽为唯一的症状，其他方面的任何检查都很正常，各种抗生素、止咳化痰药对它都没有任何效果，在这个时候，就完全可以按哮喘治疗及预防！当然了，如果因为运动或者是受冷空气的刺激而频繁引起咳嗽，我们也必须要做好哮喘的警惕。

感冒：通过二果来帮忙

假如你感冒了，你会怎样处理？

一提出这样的问题，可能有的人会觉得没有必要问这样的问题，感冒又不是非常严重的病症，多出点汗，喝点姜糖水不就好了嘛。

这种观念并没有错误，人的身体的确有很强的抗病能力，很多疾病不需要药物的治疗，自身的免疫力就可以让你康复，这一点完全不用怀疑。但是我想要说的是，很多时候，我们不要将所有的希望放在自己的自愈能力上，因为我们每个人的身体是存在差异的，有的人免疫力非常的强，一些疾病可以自己康复，但是有些人的抵抗能力非常的小，小病没有得到及时的根治，就有可能惹上很多的大麻烦。

就拿感冒来说吧，很多人觉得，也就是难受三天一个礼拜的，让自己的心情有些不适。却不知道，如果不能将感冒治好，也会引发多种病变，比如说鼻炎、尿毒症、心肌炎、关节炎等。在高原缺氧的地区，如果感冒不能得到及时的治疗，就会引发肺水肿，甚至要了一个人的命。所以说，得了感冒，还是需要您认真对待，不要错失最佳的治疗时机，也就是患感冒的半天里。

在这12小时以内，如果意识到自己得了感冒就马上治疗，往往出不了三天就康复了。就如同是一场战役，敌人刚刚侵入我们的防线，我们就开始严防死守，巩固阵地，敌人自然无法进攻。

中医讲，感冒的主因是风邪。什么是风邪呢？一切对我们身体有害导致生病的因素都被称作是“邪”，风邪就是指随风而入的邪气。这风邪一般都会钻进人的体内，将经络堵塞，妨碍正常的气血运行，使得气血无法正常的流通，人体的免疫力下降，也就有了感冒。

治疗感冒的主要方式就是“发散”，驱热散寒，假若患病者得的是热性的感冒，那首先应该散热，吃夏桑菊颗粒、银翘片，或者食用一些带凉性的食物，比如说小葱拌豆腐等，只要将身体内的热邪排出体外就可以了。而治疗风寒感冒时，民间有很多的方子，比如喝姜糖水、喝辣椒汤，只要喝过药物之后注意休息，让邪毒随汗液排出体外，感冒也就好了。

除了这些我们经常用的，各地都有独特的治疗感冒的方法。去年，我们单位到广西旅游，由于不熟悉当地的气候，我刚下飞机就感冒了。正当我想去药店买药，一位朋友递给了我几枚红褐色的罗汉果，真是太及时了！

罗汉果对治疗感冒也有很好的疗效，医书记载，罗汉果性味甘凉，入脾、肺二经，不仅对感冒起到治疗作用，还可以有效地生津止咳、凉血清热、滑肠排毒、润肺化痰。最为重要的是它味道甘甜，无毒，即使长时间食用，也不会有副作用。

我马上掰下一块泡水喝，只用了短短两天时间，我的感冒就好了。在广西这个地方，很多人都会饮用罗汉果浸泡的水，因此，那里很少有人得感冒。

当然，除了罗汉果以外，还可以用紫苏叶泡水，也有非常好的疗效。在《药品化义》中讲到紫苏叶“为发生之物，辛温能散，气薄能通，味薄发泄，专解肌发表，疗伤风伤寒……凡属表证，放邪气出路之要药也。”感冒的初期，用几片紫苏叶泡水喝，只要觉得自己身体有发热感，就说明紫苏叶正对身体的气血进行刺激，让气血正常的运行，让身体的抵抗力增强，将外邪驱除体外。

您在喝紫苏叶水的时候，还可以用紫苏叶泡的水泡脚，身体感觉很暖和，身体自然健康了。

对于不是很严重的感冒，您也可以采用“刮痧”的方法，在家自己就可以操作。我这里讲到的刮痧并不是用刮痧板施行的刮痧，而是利用“葱姜”来刮痧。您或站或立，取生姜、葱白少许捣烂成泥，用纱布包裹起来，蘸上一些热白酒对前额和太阳穴进行擦拭，再对背部脊椎两侧擦拭，一直到皮肤潮红，最后对肘窝、腘窝进行推擦。生姜和葱白都有很好的解热发汗的功效，用它们擦拭皮肤，能起到非常好的刮痧作用。如果感冒的时候有恶心的感觉，一般对胸部、腹部擦拭。擦拭以后，体表见汗，效果非常明显。

总之，不管你采用什么样的方式，只要将体内的气血恢复正常，将体内的风寒、邪毒排出体外，感冒也就痊愈了。

鼻炎：补足肺气，按摩食疗来帮忙

我身边有很多朋友，一直都在被鼻炎所困扰着，特别是到了春夏季节交替的时节，更是鼻炎高发的季节，很多人饱受鼻炎病痛的折磨。

其实，鼻炎的治疗并没有像大家想象的那么难，我在这里告诉大家一种方法，只需要天天坚持，就能够轻松治疗鼻炎。

首先把两根食指彼此擦热，之后再趁热摩擦鼻翼，而且一定要重点去按揉迎香穴，就是这样的一个小小的动作，就可以帮你早日摆脱鼻炎的困扰。当然了，如果你在边做这个动作的同时，再搭配饮用辛夷花粥，那么效果就会更加好了。

鼻炎真的不是什么严重的疾病，却会让我们难以摆脱它，正是因为鼻炎不容易治愈，它给我们的生活和工作带来了许多不必要的麻烦。

我身边的很多鼻炎患者告诉我，他们每天早晨起床之后的第一件事情不是去着急上卫生间，而且是到处找卫生纸擦鼻涕。

一旦鼻炎发作了，往往都是一把鼻涕一把眼泪的，一天一卷卫生纸都不够用，而且因为频繁擦鼻涕，鼻子往往也会变得又红又肿又疼，根本没有办法把精力和心思放在工作上面，相信有过鼻炎经历的朋友一定能够理解这种痛苦。

我身边有一些轻度鼻炎患者，总以为我说的上述这些症状是夸大其词，但是你也不能够小瞧了鼻炎。在很多时候，鼻炎往往会引起鼻塞、头痛，造成精神无法集中、头脑不清醒、整天昏昏沉沉、记忆力下降、工作效率低下，如果情况再严重了，甚至还有可能会引发脑梗死、高血压、心脏病等，也有一些严重的鼻炎患者甚至会出现夜间猝死的惨剧。

中医认为，凡是鼻子上面的毛病都将是“气”受到了影响而引起的。由于鼻子在面部的最高处，也是最容易受到寒气侵袭的部位。而鼻炎就是由于寒气侵入人体之后，损伤到了肺脏所引起的。《黄帝内经》中说：“肺气通于鼻，肺和则鼻能知香臭矣。”如果你的肺脏非常健康，肺气非常充足，那么肺脏的肃降功能就是很强大，此时鼻子对于外界的刺激将变得很敏感。反之，如果肺气虚弱，浊气自然无法下降，清气无法上升，此时鼻子就没有办法得到肺气的温煦，自然就会出现嗅觉的障碍。

其实，如果鼻子不通畅，肺部的功能就会受到严重的影响，时间一长，肺部就会出现病变。所以，想要鼻子保持通畅，那么必须要保持肺气的升降通畅。

那么，我们到底如何保持鼻子的通畅呢？方法也是非常简单的，我们只需要先将两手的食指外侧互相摩擦，等到有一定热感的时候，用食指外侧沿着鼻翼的两侧由上至下按摩，大约30次，一直到鼻子有稍微发热的时候为止。

之后，再按摩鼻翼两侧的迎香穴，每一次大约15~20次。每天按摩3~4次，这样就可以有效地进行预防和应对鼻炎了。

就在几天之前，有一位鼻炎患者就是按照这个方法治疗好了困扰他将近十年的鼻炎。我记得他刚找到我的时候，告诉我说，已经打针吃药治疗了好几年了，但是效果一般，直到现在为止，鼻子的嗅觉还是不好，基本闻不到什么味道。

而且，最让他害怕的事情就是感冒，而且一旦感冒，就会整天流鼻涕、打喷嚏，特别的难受。他告诉我说，现在他出门绝对不会忘记的两样东西：一个是鼻炎药；另一个是卫生纸。而且，随着他的病情时间越来越长，病情也在逐渐加重，现在时不时地出现了耳鸣、头晕、失眠等症状，这种症状其实已经转变为慢性鼻炎了。

即使是这样严重的鼻炎，在按照我告诉给他的方法之后，通过了一个月左右的治疗，他的症状逐渐减轻，最明显的表现就是鼻子变得通畅了，而且头痛、耳鸣的症状也有明显的改善。

大概是半年之后，他打电话告诉我，现在他的鼻炎彻底好了，他终于体会到了痛快呼吸是多么的享受。

后来一次偶然的机会，我去上海出差，再一次遇到了他，没想到他还每天按照我教他的方法揉按鼻子，不仅鼻炎再也没有反复过，甚至平时都很少伤风感冒了。

上面我已经为大家介绍过，除了按揉鼻子这一方法之外，鼻炎患者还可以经常喝辛夷花粥来辅助治疗。

辛夷花粥的制作也是非常简单的，去药店里面买一些辛夷花，每一次取 5 克和 2 两大米一起煮粥即可。

特别是在鼻炎严重的时候，连续喝几天辛夷花粥，鼻炎将会得到明显的改善，如果是平时症状不明显的话，只需要隔三岔五地喝一些就可以了。

辛夷花性味辛温，入肺、胃经，具有散风寒、通鼻窍的功效，所以一直以来也是中医在治疗鼻子问题和其他各种原因引起的头痛鼻塞等病症的首选之药。

《本草纲目》中记载：“辛夷之辛温，走气而入肺，能助胃中清阳上行，所以能温中，去面目鼻之病”。

最后，我想要提醒大家，鼻炎属于慢性疾病，在治疗的时候也不能够着急，一定要有耐心，坚持下去，千万不要半途放弃。

痘痘：补足肺气，“战痘”成功

在我刚刚学医时，有很多的困惑，夏天气候非常湿热，年轻人的火气大，内外交结，脸上就容易长痘痘，这很容易理解。可是到了秋天，气温逐渐转凉，天气非常的干燥，为什么还有很多的人脸上长痘痘，而且有很多不再年轻的成年人也长了痘痘？我经过研究以后才知道，原来这些都是肺部原因造成的。肺主管皮毛，毛孔不张开，皮肤上就容易长痘痘，而且青春痘是最为常见的一种。

后来，在我接诊研究的过程中才了解，这些看病的人有一个很一致的现象：心情非常的低落。一位已经结婚多年，已经是孩子母亲的女士找到我，说自己在青春期的时候，脸上根本没有长过青春痘，可是最近，脸上却出现很多红色的小痘痘。虽然不是非常的明显，但不是很美观，而且碰一下就很疼，她因此非常苦恼。我见她满脸的忧郁。心想，可能事情不是很简单，果然，经过我的询问，原来，自从有了孩子以后，她的身材有些变形，如此便整日愁容满面。老公虽然嘴上什么都没说，可是总觉得没有以前那样亲近了。她的性格是非常的内向，也不知道如何表达，只能自己一个人黯然神伤。我对她说，这很可能就是她脸上长痘痘的主要原因，她却是满脸的茫然。忧伤脸上起痘痘并不是很奇怪的事情，肺之志为忧，忧伤肺。

如果一个人总是处于一种非常忧郁的状态，就会引起肺气的不足。而肺主管宣化，人体新陈代谢所需要的营养物质必须经过肺气调和，假若肺气不足，那么脾胃运化而成的水谷精微就无法正常的运送到各处，这样一来，气血就会出现瘀滞而生出内热，肺是主管皮毛的，皮肤自然成为第一的受害者，在《灵枢·痈疽》中讲："上焦出气，以温分肉而养骨节，通腠理。"所讲的就是这样的道理。这个病在秋季多发，这与情绪有很大的关联，在医书上有"女子伤春，男子悲秋"。春秋两季不仅是万物滋长和万物凋零的季节，也是体内阴阳转换最为重要的时期。所以，在春秋季节人的情绪波动是最大的。特别是在秋天，万物凋零，阳气逐渐收敛，阴气开始发散，人的情绪渐渐开始变得低落。对于这种肺积热引起的面部青春痘，治疗最关键步骤就是补肺气，让肺经的经气得到正常的宣化，所以，只要患者没有其他的情况，我们一般都会选择拔罐治疗的方式。这也是最简单的清火去热的方法，而且没有毒副作用。

我准备好两个拔火罐，用棉签蘸酒精将拔火罐的内侧擦拭一遍，将蜡烛点燃，对拔火罐的内侧进行加热，排出里面的空气，然后用最短的时间将火罐扣在这位女士背部的肺俞穴和脾俞穴上。拔罐的时间不超过十分钟，拔罐的位置呈现出一片紫红色，她当时觉得脸上就没有以前那样的灼热感了，效果非常的明显。就这样反复拔了十多次，她脸上的痘痘逐渐地消失了。不仅如此，身材也变得越来越好了，这没有什么奇怪的，"肺朝百脉"，调理好肺气，身上其他经络的运行也就正常了，打通了瘀滞，排出了毒素，体内的垃圾排了出来，身材变苗条了也是非常正常的事。中医讲："土生金，子虚母不实”，肺如果有了问题，往往脾也会出问题。

所以在调理脾气的时候，也要适当的补脾。有的人长了非常严重的痘痘，连背上也有很多，也可以找出几个“个头”比较大的痘痘，用已经消过毒的针头刺破，把里面的瘀血放出来，看到血液的颜色很鲜红就不要挤了，这种方法最好请专业的医生来进行。用上述所讲的方法在痘痘上拔几个罐子，等皮肤发红紫以后取下来。

拔罐的方法非常简单，现在有一种橡胶的罐子，拔上去以后将里面的空气抽出来就可以了，几乎是没有任何的危险，大家可以在家里放心的操作，但是不要拔太长的时间，10 分钟以内就可以了。另外在将罐子取下来的时候，先对罐子进行挤压留出缺口，让空气渗入，罐子就可以正常的脱落下来，不能用蛮力，那样会让皮肤受到伤害。不过，拔罐只是一种辅助治疗的方法，一方面你应该选择更多的办法宣化肺气，另一方面应该让自己的心情放松，让肺气得以正常的挥发，心情舒畅。毕竟，只有绝对的放松心情，才可以获得真正的健康！

嗅觉不好：学学健鼻功

我们在生活中不难发现，有的人有着非常灵敏的嗅觉，非常远的地方有香味都可以闻到，我们会戏谑地说这些人是“狗鼻子”。而另外一些人呢，嗅觉却不是很灵敏了，有的时候几乎闻不到气味。这又是为什么呢？其实，这是“气”对嗅觉造成的影响。肺开窍于鼻，肺气通于鼻。假如肺气阻滞不通，鼻子对外界所受到的刺激就会变得迟钝。比如患有感冒的人没有办法闻到气味。而从另一方面讲，我们会发现，心情非常低落的时候，喜欢闻一闻自己喜欢的味道，深呼吸一口，心情就马上舒畅了，甚至心情会逐渐好转。假如一个人非常悲伤，不仅对外界很多美好的事物视而不见，对美好的气味也难以嗅到。

所以我们说，情绪会对我们的嗅觉造成影响，这其中最主要的原因就是肺气的升降。如果肺脏功能非常健康，肺气也很充足，肺的肃降功能也是非常的强大，鼻子对外界所感受的刺激也是非常强烈的。但是，如果肺气非常的虚弱，清气不能上升，浊气不能下沉，鼻子得不到肺气的温煦，可能就会出现嗅觉方面的问题。假如鼻子不是很通畅的话，也会对肺的功能造成影响，日积月累，就容易引起病变。我们已经介绍了不少情绪对肺气的影响，在这里我就不重复了。

为了让大家有一个灵敏的嗅觉，可以更好地感受生活的美好，享受健康，我在这里给大家推荐一个保健鼻子的方法，可以提高鼻子的嗅觉能力，操作起来非常的容易。健鼻法就是用大拇指摩擦鼻子的两侧，有发热的感觉，用拇指外侧沿着鼻子的内侧进行摩擦，不少于 30 次，鼻子有微微发热的感觉是最好的。然后，就是对鼻子两侧的迎香穴按摩 20 次。每天按揉的次数不少于 3 次，可以很大程度提高鼻子的耐寒能力。寒属于“六淫”之中的第二大外邪，非常容易造成脾脏的损害，在《灵枢 · 邪气脏腑病形论》中记载：“形寒寒饮则伤肺，以其两寒相盛，中外皆伤。”意思是说寒凉的食物进入胃中，而且由胃到肺，从而损害到脏器。而事实上，鼻子位于面部较高的位置，也是比较容易受到损害的。假如不希望自己的脏器受到损伤，除了在饮食上多加注意以外，也要时常关注一下鼻子的健康。

所以，在空闲的时候，特别是在秋冬季节，每天多做几次健鼻功，可以很好地帮助鼻子抵御寒冷，防止寒气侵犯体内。患有鼻炎，或者鼻子不灵敏的朋友就需要特别注意了。

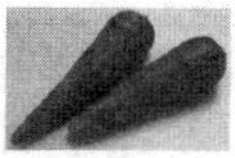

第七章

脾主藏意，气血缺失常见病

胃病：美味就是良药

在我们的身体之中，胃是一个直接通过食物与外界接触的器官，尤其是因为外邪侵袭，从而患上各种胃病。但是需要对我们的祖先进行感谢，他们已经将一些治疗疾病的药物渗透到我们食物当中，让我们不用去找大夫，也不用闻难闻的消毒水气味，在不经意的时候，就可以通过食物治疗我们的疾病。

在我国古代，诗歌与当时人的生活联系密切，白居易的诗，就连普通的村妇都能听懂，经过上千年的相互交流，许多的医学常识都与我们的生活联系在了一起，例如风寒感冒的时候喝生姜水，夏天解暑气喝绿豆汤等。

每次去广东办事情，那里的朋友都是非常的热情，又是早餐又是下午茶，还有夜宵之类的，每顿菜肴都与养生有关，每种食物，他们都可以讲出药理。但是让我记忆最深刻的，是在正餐之前的汤品，这些汤或者饮品都会加入一些药材，比如黄芪、人参、枸杞子等，而且在喝汤以前，都会听到“暖胃”“养胃”之类的话，让人胃里非常舒服。

胃处于我们身体的中焦，胃部喜欢温润，厌恶燥热，在吃饭以前喝一些汤，不但可以让胃温润起来，同时还有开胃的效果，而汤的营养，人在空腹的时候是最易吸收的，所以南方所讲的饭前汤，是很有养生道理的。

广东有一道非常有名的汤叫老鸭汤，具体的做法是：老鸭一只，加上丁香、黄酒、葱、姜等，在一个非常大瓦罐中蒸，经过老鸭汤店的时候，很远的地方就会闻到很香的气味。这道汤可以说是养胃佳品，老鸭汤不仅可以理气补虚、散寒养胃，还能通畅气血，经常喝老鸭汤的人，很少有得胃病的。在中医食疗当中，老鸭汤可以说是治疗慢性胃病的一种美味佳品。

在我们的脏器之中，胃是唯一一个通过食物与外界接触的器官，所以容易受到侵害，比如风中的寒气、很凉的食物、食滞、气郁、痰瘀等，都会引起胃气的郁阻，导致胃功能失调，引发胃病。

在中医学中，对于治疗胃病，有一个非常庞大的体系构成：有的人是因为上腹胃脘部位感到非常的不适；有的人因为胃下部不适；有人饭前不适；有人是饭后的疼痛，甚至恶心、呕吐，等等，仔细讲解，好几天都解释不完。

还好，要感谢我们的祖先，让我们通过美味的食物就可以治疗疾病。除了前面介绍的老鸭汤，还有一种羊肉大麦汤也对胃病有治疗效果。

做法非常的简单，将羊肉和大麦按3∶1的比例放入锅中煮熟，然后放入一些盐，美味可口的羊肉大麦汤就做好了。羊肉有和胃健脾的作用，而大麦益脾温胃，这两种食物都可以起到养胃的作用。将两种食材放在一起，能够很好地治疗胃病。我治疗的一个患者，就是每天喝羊肉大麦汤，将多年的老胃病治好了。

假若是因为得了胃病去看大夫，不同的大夫可能会开出不同的方子。那么这是为什么呢？因为不同的方药，针对病症的侧重是不一样的。比如因为胃部的郁热导致的胃脘疼痛，一般就会采用丹栀逍遥散治疗，并根据病情配合连翘、黄连、延胡索等；而别的大夫可能会开薄荷、煨姜；还有的医生会开胃舒片、三九胃泰等。并且即使是一个大夫对一个病人，每次的药方也不一定是一样的，这就是“辨证施治”，而同一种病因，也会采取不同的药物。

同样，治疗胃病的食疗方法也有很多，除了上面介绍的汤品，白胡椒烩羊肚、豆蔻馒头、萝卜饼、健胃粥等，也对胃脘性疼痛的胃炎有治疗作用。甚至餐馆当中免费提供的大麦茶，也是温胃健脾不错的选择。八仙过海各显其能，比如我的一个病人，胃病治好了，以前失眠的症状也没有了，然后神经衰弱的症状也消失了。这些病之间的关联非常的大，一个病症治好了，有些病症也会随之消失。

便秘：一碗红薯粥，补充五脏之气

体虚便秘这是现如今社会比较常见的一种便秘，一般需要通过补气的方法来进行调理，肺气虚的人，需要补充肺气，肝气虚的人，需要补充肝气，肾气虚的人，需要补充肾气。也许你会说，自己也不清楚到底哪里出现了气虚。其实你没有必要担心，因为大自然给我们创造了一种能够有效补充五脏之气的特效食物——红薯。

现如今，人们一提到便秘，就会想到富贵病。在很多年之前，特别是早些年粗茶淡饭的时代，经过会听到有人腹泻，但是却很少听说有人便秘，但是现在，生活越来越好了，我们已经不用担心会吃不饱了，结果人们开始无节制地食用各种肉类，不合理饮食，导致出现了各种各样的健康问题，而便秘问题就成了让很多人难以启齿的痛苦。

有一个老板，脾气非常不好，他的员工都害怕他。原来，让他情绪烦躁的原因就是每天严重的便秘问题，只要是早晨出恭问题解决不好，那么轻则会莫名其妙的发火，严重的话甚至会对员工乱发脾气。

中医上讲："有进才有出，一通百通，一通百了。"由此可见，只有我们身体的交通线全部畅通了，才能够有生理上的畅快可言。假如只是进入，但是却没有排出，那么我们吃入身体的食物残渣就将在身体内堆积成为垃圾，甚至是成为毒素，严重影响到我们的工作和日常的生活，严重的情况下甚至会威胁到我们的身体健康和生命。

那么，便秘到底是如何形成的呢？当我们把食物吃到胃里，再经过脾胃的运化，吸收了食物的精华之后，剩下的垃圾就会通过大肠传送而出，也就是形成了我们排泄的粪便和尿液。可是，如果大肠的传导功能出现问题，就没办法把体内的废物往下运化排出体外，这些垃圾就会在大肠内停留过长的时间，从而形成了便秘。

中医认为，便秘的病因绝对不是单一的，是多方面因素造成的，大体而言，可以分为偏实和偏虚两大类。

所谓偏实，就是指本身体质是比较强壮的，在日常饮食中吃了很多辛辣的食物，或者是上火之后，身体当中多余的火气造成了大肠当中缺少水分。这一类型的便秘主要发生在年轻人的身上，只需要进行简单的祛除火气就可以轻松解决。

所谓的偏虚便秘，主要是指气血两虚造成的大肠传送动力不足，和肠内水分缺失。这种便秘在前几年的时候通常只是发生在了年老体虚这一人群当中，但是现如今，随着很多年轻女孩为了保持苗条身材而节食减肥，也出现了体虚便秘的情况。

如果你是体虚导致的便秘，那么是绝对不能够按照传统的“攻下”的方法进行治疗的，而应该选用番泻叶、大黄等泻药来进行治疗。因为在这个时候，大肠已经非常缺乏水分了，它就好像是一条干涸的河床，一旦没有了河水，那么船只就会搁浅，这个时候我们想要在干枯的河里面直接挪动船只是非常困难的，所以还不如给河道里面注入大量的水，这样船只自然而然就可以移动了，而中医上的补气就相当于给河床里面注水。

当然了，针对不同的病人，所使用的补气方法也是不同的。有的人需要补充肺气，有的人需要补充肝气，有的人需要补充肾气等。

对于大家而言，没有专业的中医知识，是很难懂得辨证施治的，但是，我在这里为大家介绍一种可以有效补充五脏之气的神效食物——红薯。

大家可以每天买一些红薯，清洗干净之后，连皮切成小块，再和大米一起煮粥食用，如果你喜欢味道甜一些，则可以在粥里面多放入一些白糖，这样不仅非常适合你的口味，而且用不了多长时间，由于体虚而导致的便秘问题一定可以得到明显的缓解。

我之所以推荐大家多喝一些红薯粥，而不建议大家直接吃红薯呢？是因为中医上认为，粥本身就是一味“药”。它不仅能够润肠通便、扶正固本，而且还非常便于消化，不会造成肠道的负担。

而且，煮粥我们通常使用的是大米或糯米。大米味甘性平，归脾胃经，具有益脾和胃的功效；糯米甘温，入脾胃肺经，具有补虚、调血、润肺、暖胃、健脾的功效。所以，被便秘问题困扰的朋友们，一定要每天坚持喝红薯粥，千万不要不珍惜上天赐给我们的这副良药。

如果你已经吃烦了红薯粥，那么还可以适当换着饮用一些紫苏杏仁粥。可以去药店里面购买一些紫苏子和甜杏仁，每次各取一些捣烂，之后再加入水调成汁，把渣去掉之后，与10倍量的大米一起煮成稀粥，在一天当中全部喝掉，可以有明显的润肠通便的作用。

紫苏子性味辛温，归肺、脾经，具有下气消痰、润肺、宽肠的功效。而甜杏仁味甘性平，归脾、肺、大肠经，主要的功效就是润肠通便、消肺化痰。并且和红薯粥相比而言，这款粥更加适合产妇，或者是大病之后，体质虚弱的人出现便秘时饮用。

胃痛：内外兼施调养气血，治胃病

胃痛在医学上称之为胃脘痛，它是指因“气机郁滞、胃失和降”而导致胃脘部分的疼痛，也是西医常讲的消化道溃疡、胃痉挛、急慢性胃炎、胃癌等出现的各种病症的疼痛。

前几年，我去看望一个老朋友，正好赶上午饭的时间。当我推开他办公室门的时候，只见他一只手在电脑上忙碌，另一只手却捂着腹部。“胃疼？”我急切地问道。朋友停下了敲击键盘的手指说道：“老毛病了。”然后他突然想到我是一个医生，立刻提起了精神：“你帮我看看，我这个可是老胃病了，有什么好方法治好呢？”

这是一个追求效率的年代，速度一快了，身体也就受罪了。我认识那些四十岁左右的中年人，多多少少也会有一些胃病。得了病，就希望马上治好，认认真真调理，身体还是可以非常容易恢复的。但不知道冰冻三尺，非一日之寒，十几年折磨而得的胃病，怎么可能马上治好呢！于是，这些人总是推三阻四，能拖就拖，弄到后来，导致得了慢性胃炎。我的这个朋友就是这样的人，看见他非常的难受，我就问他疼痛的感觉是如何的，他告诉我是一阵阵的疼痛，两边的肋骨也是非常的疼痛，我问他是不是最近总是有胸闷嗳气、大便干燥、胃里反酸的症状，他急忙点头，说“是是是”。通过询问，我已经了解了他的症状。我让他平躺在沙发上，我为他按揉了梁丘和足三里穴这两个穴位，疼痛的感觉很快消失了。他坐起来以后说道：“真是太灵了，你一定帮我看好胃病，疼了快六年了，对我的工作影响很大。”

梁丘是胃经的郄穴，有和胃理气、通经活络的作用；而足三里是胃经的合穴，是治疗脾胃病症的要穴，具有健胃健脾的功能。在胃痛的时候，应该用两只手的拇指揉按双腿的梁丘和足三里穴约8分钟，具有消除疼痛的作用。

“其实现在你就是肝火太旺了，犯到胃上，所以胃才会痛。刚才我对你的穴位进行了按摩，只是暂时性缓解疼痛，要想治好全部的胃病，你需要有耐心，服用药物。”“又是吃药，我最讨厌吃药了，有没有最好的、时间短的解决办法？”

“没有。假若你不能坚持用药，你这病我没有快速根治的办法。你如果不治疗，恶化成为胃癌也是有可能的。”

经过我的劝告，朋友终于答应去看大夫，好好吃药，于是我给他推荐一些理气疏肝、止痛和胃的药。吃了几服药，他告诉我他现在的情况好了很多，打电话时还会开玩笑：“是你的药起的作用吗？”我警告这个朋友要坚持用药，否则就会出现胃疼，另外不要喝太多的浓茶、咖啡，想要喝茶的时候，可以泡一些陈皮、生姜水喝。

可以说是连哄带骗、软硬兼施，我的朋友吃了三个月的药，胃痛的症状基本消失，这时候他以为这样就结束了。我再次警告他："你最好要坚持一段时间，否则会有复发的可能。"为了让他坚持下去，我让他将药物变成食物，除了每日喝散寒温胃的陈皮生姜茶之外，如果是没有应酬，能回家吃饭的话，就尽量吃点健胃粥、萝卜饼、老鸭汤之类的消食健胃的食物。

我的朋友现在基本上是痊愈了。虽然他治疗的时候有一些疑惑，但还是听从了我的建议。要不是他的耐心配合，我想他现在还会复发，甚至发展成萎缩性胃炎了。

老人们经常说，胃病是"三分治七分养"，药物只是起到缓解的作用，要想一劳永逸，那必须让那些经常拼命的上班族静下心来，拿点精力去顾及自己的健康，要知道，养生不只是老人的事情。

腹泻：扼住"水源"，止泻迅速

一旦我们吃坏了肚子，就很容易出现腹泻，这也是我们肠胃功能的正常表现，把身体当中有毒的东西都排出来，这样才不至于伤害到肠胃；而如果吃坏了东西没有出现腹泻症状，这才更加值得我们怀疑，它说明我们的肠胃对于有毒物质的反应能力已经不够敏感了，那么这个时候，患有肠胃病的可能性就会增大。

腹泻，中医又称之为"泄泻"，它是消化系统的常见疾病。大便稀薄的称之为"泄"；大便直下、如水倾注的则称之为"泻"。

对于泄泻，不管是中医还是西医，都会有很多效果非常不错的药物。当然了，把单纯的泄泻治成疑难杂症的这种情况的并不是没有，只是不多。腹泻的患者每次到我这里来看病，基本上都是药到病除，所以，对于腹泻的治疗，在中医和西医看来都是非常简单的事情，甚至还有一点小儿科。

但是，对于泄泻，这里面也还有一个非常要命的问题，那就是“如水倾注”的那种“泻”，在没有条件的情况下，如何才能够让它及时止住呢？

记得有一年，我们一些同事组织去天台上游玩，就在朝着山顶前行的途中，有一个小伙子好像中暑了，刚开始是头痛欲裂，紧接着就是想呕吐，而紧接着就是想拉肚子！

呕吐倒没什么大问题，找一个塑料袋就能够解决；但是拉肚子却不行啊，周围哪有厕所呢，再加上人来人往的，连一个背人的地方都不好找。此时，小伙子的脸色越来越难看，但是又不好意思说出来，只好佝偻着身子，紧紧地顶着腹部。

小伙子的表情被我的一个同事完全看在了眼里，如果他再这么下去，不仅没有办法控制自己的上吐下泻，甚至还会出现虚脱和昏迷。

当时我朋友突然就想到了我之前说过的按合谷穴的方法，于是就抓住小伙子的手，紧紧地按住他虎口的合谷穴，只有通过这样的方式帮助他再坚持一会儿，等一会儿找到了一个背人的地方，就能够有效缓解便急的痛苦了。

就这样大约过了十几分钟，终于解决了让小伙子可能出现的尴尬。这件事情去过后，我那朋友说：“要不是你，我丢人可就丢大了。当时我实在是忍不住了，真的一分钟都忍受不了了，我怕你笑话，我当时真想一闭眼睛就让它拉在裤子里得了。可是如果我要真是那样了，那我这辈子就完了，一辈子都会被朋友们笑话。”

腹“泄”之人，一般都会有腹部胀涩下坠的感觉，也就是说是可以提前预知的，自然也可以临时忍耐半小时左右；可是腹“泻”，特别是在第一次发作的时候，时常是迅雷不及掩耳，没有任何的先知先觉。

如果你像上面我那位朋友一样，在一个非常不方便的地方，比如公车上，地铁上，出现了腹泻的情况，应该怎么办呢？赶紧掐住自己的合谷穴，虽然这种方法并不能够治疗腹泻，但是却可以有效缓解腹泻的症状，只要你能够有时间找到厕所，那么对于你来说就是“战胜”了腹泻。

合谷穴属于手阳明大肠经，是大肠经的原穴，《黄帝内经》中记载：“大、小肠皆属于胃”。《杂病杂法歌》里也说：“痢疾合谷三里宜，甚者必须兼中膂。”由此可见，大肠经与胃经相接，那么经常按揉合谷穴，就能够起到调和胃肠，治疗胃肠道疾病的功效。

其实，想要找到合谷穴是非常容易的，只要用我们的右手的拇指按住左手的虎口，并且将右手紧握，再靠着左手的手掌，右手的拇指所按住之处，就是合谷穴所在的位置了。

掐按合谷穴当然仅仅只是应急的方法，如果想要彻底治疗泄泻，那么还必须要吃药打针。但是，对于普通的泄泻，比如经常因为吃了不干净的东西，或者是吃了不适合肠胃的东西出现的腹泻，一般是不需要打针吃药的，只要把肚子里面不干净的东西排泄干净，腹泻白然也就好了，根本没有必要大动干戈。

虽说腹泻没有必要下猛药进行治疗，但是进行适当的调养还是有必要的。一旦出现腹泻，那么人体就会在短时间内因为突然间排出大量的水分而很容易造成脱水，所以，就必须要采用合理的辨证食疗，特别是要多喝一些粥，不仅非常容易消化，而且还可以补充因为腹泻丧失的津液，是很利于身体康复的。

如果是因为伤食而引起的腹泻，有条件的话我建议朋友们还是喝一些神曲茯苓粥，此粥的做法也是非常简单的。去药店里面买一些神曲、茯苓，把它们和粳米按照 1∶1∶3 的比例放在一起煮粥，每天只需要吃一次，连续吃三四天，就能够起到很好的消食止泻的效果。

总而言之，泄泻的发作，是因为风、寒、湿、热等外邪内犯胃肠，出现饮食不节，脾胃内伤，甚至是肾阳衰微所致。而对于寒湿泻泄，我建议朋友们多吃一些干姜、红枣、粳米一起熬制成的干姜粥，此粥具有非常好的温中健脾、散寒止泻的作用。

而对于湿热泄泻，我建议朋友们可以吃车前草、茯苓、粳米一起熬制的车前草粥，此粥具有清热利湿止泻的功效。

说到这里，我就给大家讲一下如何来区分寒湿证和湿热证，其实非常简单，就是看大便的颜色。寒湿证一般大便比较清稀、腹痛肠鸣，而湿热证大便经常是黄褐而臭，肛门灼热，小便黄赤。

在实际生活中，如果腹泻并不是特别严重，一般是不需要进行任何治疗措施的，因为我们人体有自愈功能，通常就可以达到不治而愈的效果；但是对于某些人来说，比如小孩，老年人，是需要精心治疗，因为小孩的脏腑比较娇嫩，而老年人的身体虚弱，所以就需要及时通过药物进行辅助治疗才能够收到治愈的功效。

打嗝、反胃：小方法专治尴尬病

呃逆是一种病，俗称打嗝。引起的主要原因是正气亏虚、饮食不节，导致胃气逆上而造成。

有一次我到朋友的公司谈事情，碰见一位客人总是打嗝，每说一句话就会打嗝，让人看得很难受。刚开始的时候，因为初次见面，大家尽量忍住不笑，看到两个年轻人捂嘴笑，他只能中途退场。

要说起打嗝来，并不是什么严重的病，却让自己非常的尴尬。难怪有人说：胃疼不用治，颈椎有事还能拖，但是打嗝不可不治。

但是中医讲究辨证施治，任何一种病都需要寻根溯源，经过详细的检查之后方可用药。在日常的生活当中，大多数打嗝症状不是非常严重的情况，一般不会去治疗的。有的人在打嗝的时候就开始喝水，水对因食滞而引起的呃逆有缓解的作用，但不是所有的呃逆都可以用喝水来缓解，往往因为腹中胀气，水又吐出来。现在我教给大家一个快速遏制打嗝的方法。

用双手的中指按压攒竹穴，该穴位于双眉内侧凹陷处，向内舒展用力时嘴配合以吞咽的动作，这样持续的时间不少于 3 分钟，自己感觉到这个地方有酸胀感的时候，呃逆也就随之停止。攒竹穴是一个镇痉散风的特效穴，用指压来治疗打嗝，效果是最好的。

或者按压胸口上方的天突穴，按压这个穴位时应该弯曲大拇指，指甲贴住喉部，指端按住天突，自上而下用力，并保持吞咽的动作 3

分钟，自我感觉该穴位有酸胀痛的感觉时，呃逆也会停止。天突穴是一个和胃宽膈、调气降逆的特效穴，所以用指压的方法可以有效地治疗打嗝。

生活中让人尴尬的事不止打嗝，有时非常意外的恶心呕吐也会让大家下不来台。恶心反胃的症状多发生在夏季。天气一热，肠胃就会出现问题，缺乏食欲，一吃进东西就会感觉非常的难受、恶心、想吐，有时候寒性的冷饮瓜果吃多了，还会因为胃部受凉和消化出现问题，引起腹部疼痛。如果这种事情出现在比较正常的场合，就会非常的尴尬。有什么好的方法解决这种问题呢？那就是按揉穴位了。只需要对几个穴位进行非常简单的按揉，就可以起到缓解反胃的症状。这里我告诉大家几个穴位的按摩方法，可以自我调节。

首先就是中脘穴。这个穴位是治疗胃肠性疾病经常用到的穴位，它的位置在胸骨下端和肚脐连线的中央，大约在肚脐向上三寸。按揉的时候应该将单手握成拳头按摩并缓缓地吐气，一方面用拳头往里按，按揉几秒以后就放开，重复十余次，就能使胃感到更舒服。

其次就是天枢穴。这个穴位位于肚脐左右两拇指宽处。将双手握拳，向这个穴位进行敲击，持续 2 分钟就可以了。

最后就是足三里。这个穴位于外膝眼下四横指、胫骨边缘。胃部不适的时候按揉这个穴位可以快速缓解。按摩的时候，按揉的手指一般用拇指或中指，用拇指肚按压穴位，就可以很快的缓解。

上面介绍的穴位都是应急缓解的穴位，想要彻底根治就需要注意调节饮食，不能暴饮暴食，少吃刺激性的食物。

打嗝、恶心虽然不是非常严重的疾病，但如果在非常重要的场合出现这种症状，就会非常的尴尬，假如大家可以熟练掌握这些穴位，就可以缓解尴尬的场面。

痔疮：饮食规律，起居有时

有一些病症，我真不希望去谈论如何治，比如痔疮。若是患了这样的疾病，不能吃辣椒，也开不了车，睡觉都需要趴着，虽然说起来很幽默，但是一提起来也会让人脸红，而在这个时候谈治疗，就像是“事后诸葛亮”。现在不管是西医还是中医，对痔疮都有非常见效的治疗方法。而中医主张“治未病”，所以我们就谈一谈如何防御痔疮，我觉得比谈治疗痔疮更好。

现在我谈论一下痔疮是如何引起的。因为按照医学的方式谈论比较复杂，所以我就给大家打个比方。大家都知道，痔疮长在肛门的上面。顾名思义，肛门是我们排泄器官上的一扇门，这扇门是专门负责排便的。虽然门的质量不同，但是最好的门也经不起破坏，所以说形成痔疮，与人的生活习惯、饮食起居有紧密的联系。

有的人讲，痔疮是因为人类的直立行走造成肛门受压形成的。动物中就没有痔疮的，比如说猪、牛、马。这个说法似乎有一些道理，但是事实却不是这样的。你想过没有，动物的寿命非常的短，一头猪也就养半年，一头牛活十多年就非常的难得了，一匹马在十年以上称之为“老马”，而人，能活到七八十岁。所以说人们得痔疮，与肛门的时间有关系，也就是说，年龄越大，患痔疮的概率就会增加。尽管人的肛门使用的时间很长，但是保养得好，也是可以使用更长的时间；与此相反，如果你不保养它，那就相当的危险了。

在《黄帝内经》中讲“因而饱食，筋脉横解，肠澼为痔”，就非常明确的说明得痔疮与饮食的不规律、起居不时、感受湿热等因素有关联。也就是说，腹泻、便秘、暴饮暴食、嗜食辛辣、酗酒、久忍大便、年老体衰等都会引发痔疮。

有三个大学生合租一套公寓，因为只有一个厕所的缘故，所以每天大家都会早起抢厕所。其中有个家伙就很晚起床，然后去单位解决排便的问题。可是到了单位有很多的事情，工作过于的忙碌。晚上回到公寓，想起还没大便呢。于是找一本书来到厕所，一坐就是很长的时间。这样一来，时间一长就会得痔疮。

排便的习惯不好，是引发痔疮的主要原因。排便不规律、蹲的时间太长、忍便等，这样就会引起直肠肛门的损伤、充血，出现静脉曲张，甚至直肠黏膜与肌层松弛、分离，出现脱肛，久而久之，就有了痔疮。

有不少的人喜欢吃辣的，喜欢吃麻辣火锅。这些东西不是不可以吃。但是应该有一个过程，从微辣开始，不能一次吃很多辣性的食物，否则也会给直肠黏膜造成刺激，局部充血，诱发痔疮。这样的食物还有胡椒、葱、蒜及酒水等，这些食物不能吃太多。与此相对应，饮食过于的精细，纤维含量过少，也会导致很难排便，诱发痔疮。

以上谈过的注意事项看起来非常的容易，因为我们的生活本来就应该这样规律。另外，如果你是一个非常有规律的人。那么就应该抽出一些时间锻炼身体，也能避免肛门出现痔疮。

如果上面的各项，你不注意治疗，那就需要应该提防痔疮，到时就会非常的痛苦。

好在现在的医疗条件非常的好，中医会从风、湿、热、燥、气虚、血虚等方面研究，采用外敷、灌肠、内服、熏洗等方法辨证治疗；西医会采用手术的方式治疗、内服药物等方式进行处理。不过需要提醒大家的是，肛肠手术是非常的痛苦，可以称之为最为疼痛的手术，怎么治疗就看自己想法。不过，也不要因为害怕疼痛而耽误治疗，那就非常得不偿失了。

这里，我介绍给大家一些简单治疗方法，可以根据自己的情况治疗。第一种方法是在上午 10 点左右，吃 10 克葡萄干。葡萄干味道甘甜，能补脾，入脾统血，因而补脾可以起到补益气血的作用。

上午 10 点的时候正好是脾经当令的时候。而经过现代医学的研究，葡萄干有丰富的膳食纤维和酒石酸，可以使直肠恢复健康，让排泄物很快的通过。像这样又治病又好吃的方法，我想你肯定乐意吃。

第二个方法就是桃仁和甜杏仁泡在蜂蜜里，五天后开始，三天吃两个桃仁和五个甜杏仁。

第三个方法有一些麻烦，用无花果叶煮水擦洗患处。做法是将无花果叶煮 20 分钟，然后趁热清洗患处，这种方法对痔疮有很好的治疗作用。无花果叶可以在药店购买。熏洗时，先蹲在盆上，用热气对肛门进行熏洗，等水温下降以后，再用水擦洗患处，一直到水凉。

这些方法非常的简单，但是如果病情非常的严重，就应该去医院进行针对性的治疗，以免耽误治疗。只要平时注意饮食规律，生活规律，就不会有痔疮的烦恼。

糖尿病："涵养" 身体里的气血

糖尿病非常像中医里面的消渴症，以多饮、多食、多尿为特征。首先我来为大家介绍一下什么是“消渴”。

消渴症就是“水源涵养”的问题。情志不调、饮食不节或者是劳欲过度等原因，都会导致我们的肺、胃、肾等脏腑阴虚或者是燥热，换句话说，就是涵养津液的功能下降，或者是水谷津液输布失常，从而体内谷津损耗较大，也就会出现了多饮、多食、多尿等症状。一旦身体失去水分，人就会变得消瘦；而谷津输布损耗如果过大，自然就会感觉成天疲惫不堪。

曾经我的一个朋友，她每天都需要喝 8 大杯水，而且杯子还不是我们平时常见的茶杯，而是那种很大的杯子。自然的，她喝得多，尿得也多，特别是每天晚上，都需要起来四五次，没有办法睡觉，身体也变得越来越瘦，整个人都非常疲倦。

当我看见她的时候，简直吓了我一跳，但是她自己还没有意识到身体已经出现了严重的问题。她告诉我说，“听说报纸、电视上面经常说多喝水排毒，所以我觉得，自己喝得多，排出的毒素就多，这样身体里面的毒素就可以被冲洗干净。但是不知道为什么自己反而变得瘦了，而且成天到晚还觉得非常累。”

多喝水是没有错的，但是喝水太多就会有问题了。我觉得她的症状就非常像“消渴”。

消渴在中医上分为上消、中消和下消，症状分别是多饮、多食和多尿。我让她伸出舌头，发现她的舌头非常红，舌苔薄黄；把脉之后发现脉象比较有力，但是偏洪数。我再结合她的各种症状，诊断其是因为肺气郁结、燥热偏胜导致的耗津伤液。

原来，她前段时间一直忙于工作上的事情，整天熬夜伤神，甚至已经到了拼命的地步，而这种过度的劳累则是她得消渴症的重要原因。

在我们的人体当中，津液水谷输布，主要是由肾、肺、脾三脏共同参与完成的，三者之中任何一个出现了问题，都有可能会引起水谷津液输布的失常。

肺主气，调通水道，输布津液，肺气郁结则水道不畅，那么体内的津液就会大量损耗，中医上治疗消渴的方法就是改善津液输布环境，以消热润燥、养阴生津为准则。《医学心悟》中提出，“治上消者，宜润其肺，兼清其胃”，“治中消者，宜清其胃，兼滋其肾”，“治下消者，宜滋其肾，兼补其肺”。

就这样，我为她开了专门对付上消证的中成药——玉泉丸。值得庆幸的是，我的朋友发病不久，还没有出现血脉瘀滞、阴损及阳的情况，更没有并发疮疡、痈疽、眼疾等，在吃了一个月的玉泉丸之后，病情就有了明显的改善，首先她自己觉得没有那么口渴了，晚上也很少起夜了。

玉泉丸具有清热润肺、生津止渴的功效，不仅能够治疗多饮多尿的上消证，而且对于多食易饥、胃热炽盛的中消证也有不错的疗效，但是，对于肾阴亏虚的下消证就没有多大作用了。

除了玉泉丸，治疗中消证还有一种比较常见的方药——玉女煎；但是对于下消证，则应该根据阴虚的症状，服用知柏地黄丸、六味地黄丸、金匮肾气丸等。

其实，不管是玉泉丸、玉女煎，还是知柏地黄丸等，这些都是中药，建议大家最好不要自行使用，一定要咨询一下医生，能够让医生根据你的体质来进行辨证施治。如果你真的想要自己动手“涵养水源”，那么我建议你还是从“四大金刚穴”——胰俞、鱼际、内庭和太溪入手。

胰俞是经外奇穴，而它是治疗消渴（糖尿病）的经验效穴，位于足太阳膀胱经的循行路线上，经常按揉此穴位能够有效地刺激胰岛素分泌；鱼际则是肺经的荥穴，按揉它具有滋阴降火的功效；太溪在五行中属水，肺为金，按揉太溪就是“金生水，金水互生”，而且肾阴是一身阴气之本，补肾阴其实就意味着补肺阴；内庭则是足阳明胃经的荥穴，“荥主身热”，它具有非常好的善祛热邪功效。

中医上认为，治疗糖尿病有“四大金刚穴”，它们分别是胰俞、鱼际、内庭和太溪。只需要在每天晚上 9 点，按揉双侧鱼际穴大约 3 分钟，之后再按揉两侧胰俞穴大约 2 分钟，最后按揉内庭、太溪穴各 3 分钟，坚持 3 个月，糖尿病就能够得到明显的改善。

而且这种方法屡试不爽。我接触的很多糖尿病患者，在配合服用降糖药的同时，都使用此方法，基本上都获得了非常好的效果。

口腔溃疡：表面祛火，实则补气血

首先，常言道“民以食为天”，饮食也是人们人生乐趣中非常重要的一部分，而对一个得了口腔溃疡的人来说，无疑与自己想吃的美味无缘，即使是生猛海鲜摆在自己面前，也是难以下咽；其次，那就是嘴溃烂时所起的斑点，气味也是非常的难闻，就是夫妻再恩爱也会望而却步，从而让人找不到爱情的欢乐。孟子讲“食色，性也”，人生这两件出于本性的事情，口腔溃疡的人没有办法享受，怎么会不让人苦恼呢？因此，口腔溃疡虽然不是很严重的疾病，却绝对是一个很顽固的问题。

从中医的角度讲，口腔溃疡属于“口疮”“口疳”的范围之内，发病的时候，嘴唇、舌头及口腔黏膜上会出现黄白色的溃烂斑点，小一些如同米粒，大的就像是蚕豆、黄豆，疼痛的感觉就像是被火烫一样，最让人头疼的是，口腔溃疡还会反复发作，我曾经治疗过这样的一个病人，患有口腔溃疡将近20年了，动一动舌头就会非常的疼，说话的时候口水都流了出来，可以说是苦不堪言。治疗这种情况的口腔溃疡应该先祛火。

在我的行医过程中，治疗口腔溃疡必须对症下药。简单的口腔溃疡通常是胃火、肝火过盛而引起的，因此并不是非常难治愈。对于顽固性的口腔溃疡，我一般都会叮嘱病人在照方抓药的基础上，喝降火的浓茶。在《本草纲目》中记载：“茶苦而寒，最能降火……火降则上清矣。”而且茶中有一种叫单宁的化学成分，可以起到抑制溃疡的作用。没有喝茶习惯的人或是喝茶后无法入睡的人，也可以用浓茶进行漱口。一日 3 次，一次持续 2 分钟，这样坚持两天就可以了。

再者，溃疡患者还可以喝绿豆蛋花汤。将鸡蛋打入碗内搅拌均匀，绿豆适量，用冷水浸泡十分钟，再放入锅中煮 15 分钟（最好不要煮熟），这时的绿豆没有完全的熟透，用绿豆水沏蛋花汤饮用，每日早晚服用。绿豆性味甘寒，有很好的解毒清热功效，鸡蛋甘而微寒，能够润燥滋阴，除火热口疮。二者搭配，甘可以缓解火气，寒可以清火热，火热清除，口腔溃疡自然会痊愈。

另外，假若家里有蜂蜜，还可以在患处涂抹，含 1 分钟以后向下咽。一天涂抹三四次，重复多次也可以，一般在第二天就可以好转，三天左右就会痊愈。

上面我介绍的方法，患者表示效果很不错。而复发性的口腔溃疡就必须进行气血调理。与只是因为上火引起的口腔溃疡比起来，复发性的口腔溃疡算是非常顽固了。不少病人一得就是好几年，甚至多年以来被口腔溃疡所折磨，经常是旧痛未去，而又出现新的溃疡。

尽管这种溃疡非常的顽固，但是完全治愈并不是不可能，更多的病人在找到正确的治疗方法以后，痊愈是非常快的。我的一些病人就是服用几剂中药以后，马上就痊愈了。

当然，要想治好顽固的口腔溃疡，必须要找病因。中医认为，反复发作的溃疡都是虚症，必须调养气血。根据我的行医经验，很多的病人口腔溃疡久治不愈，都是因为气血双虚的原因，尤其是脾胃部分的气血不足，导致虚火上升，“祸及口腔”。

在调理这类病症的时候，必须在祛火的同时，用滋补类的药物进行补益。而且口腔溃疡好了以后，还要坚持用药，以便让过于虚弱的体质增强，才会从根本上遏制口腔溃疡。

可是，很多的病人一直饱受口腔溃疡的烦恼，病一好，往往就很难抵制美食的诱惑。前不久就有一位病人，前一天还高兴地对我说痊愈了，第二天又是满嘴大泡，一问，原来昨天喝了葡萄酒。酒类饮料，特别是葡萄酒，特别容易诱发口腔溃疡。这位病人还是个四川人，不是吃香辣蟹就是口水鱼，如此反复，溃疡都会成家常便饭了。要知道，最好的治疗办法也禁受不住病人这样折腾。因此得口腔溃疡的人，饮食上必须有规律：吃水果时多吃梨、西瓜、枇杷、香蕉等的，少吃容易上火的哈密瓜、荔枝、杨梅、桂圆等；吃肉吃牛羊肉；吃鱼吃淡水鱼；多吃清蒸的食物，少吃油腻的食物。另外，不要过于焦虑和劳累，保持一个气血充足的状态。

湿疹：根源在脾胃，食疗治理效果好

湿疹给大家的生活带来了不少的烦恼，有一个非常简单的治疗方法，就是利用苦参汁涂抹湿疹的病患处，将体内的湿毒排出去，三五天就可以收到意想不到的效果。如果症状非常的严重，就应该采取内外夹击的方法，患处涂抹苦参汁，配合刮痧，再配合服用薏米绿豆粥，同样可以起到祛湿健脾的功效，只要坚持涂抹、刮痧，湿疹治疗绝不是一个难题。

就好像南方人非常不适应北方过于干燥的天气，习惯了北方生活的人们，一到南方，就会觉得这里的空气太过湿重，特别是夏天，那股气非常的湿重，让人非常的难受，浑身不自在。“湿”是一种很难说清楚的东西，不像寒和热那样的详尽，但是湿气要比寒热更加难以根治，凡是因为湿气而引起的病症，总是烦人，很难治愈，湿疹就是其中的代表。

提起湿疹，患过湿疹的病人一定不会陌生，因为湿疹所引起的痛痒，让人浑身难受，恨不得把肉撕下来，拿火烧那块皮，或者将皮疹割开，把血挤出来！

疹，就是皮肤上的小疙瘩。湿疹，顾名思义，因为湿邪引起皮肤出小红疙瘩。发病的初期，皮肤感觉非常的痒，出现红斑、丘疹、水疱，假若治疗不是很及时，皮肤上起的小疙瘩还会渗出小水泡，甚至出现糜烂。这种疾病还会反复的发作，还会造成非常严重的心理负担。

从现代医学的角度讲，得湿疹是因为血液中出现毒素，治疗的主要办法就是通过吃药、打抗生素把血液中的毒素逼出来，而中医是从更深的一个层面出发：细菌和毒素为什么会侵入到血液中？那是因为脏器之中出现了问题，毒邪才会入侵体内！

在中医的角度讲，湿疹虽然是一种皮肤病，但是其根源是在脾胃。脾胃被称之为后天之本，保障气血能够正常的生化，可以正常提供五脏和经络的运行。假若脾胃的功能正常，则五脏与经络的气血充盈。而脾脏喜欢干燥而恶湿，因此湿毒是脾脏最大的敌人，湿毒旺盛而伤脾，妨碍气血正常的生化，经络气血不能正常的达至肌肤，时间稍长，皮肤的表面就会起湿疹。其实，湿疹就是身体给我们发出的警戒信号，说明我们体内的湿毒过多，应该排毒了。

今年的夏天，一位很年轻的女士找我看病，当时的气温非常的高，可她还是穿着长裤子，让我非常的纳闷，后来我知道了，因为她的腿上长了很多的湿疹。

原来，三年以前的一天，这位女士感觉到腿非常的痒，当时觉得是让蚊子叮了，就没放在心上，但是过了几天，腿上就出现了湿疹类的小疙瘩，抓破以后还流红水，到医院诊治，医生告诉她这是急性湿疹，就给他开了一些外用药和消炎药，用完之后，很快就好了。

以后有一次聚会，这位女士吃了点鱼虾，第二天，水疱又出现了。但又过了一些时间，湿疹开始反复发作，形成了慢性的湿疹。这位女士不仅身体出了疾病，同时影响了自己正常的生活。到了夏天，别人都穿很时尚的短裤，她却不能穿，担心别人看见自己腿上的小疙瘩。

虽然去过不少医院，但是总是复发，后来经别人的介绍，她找到了我。我依据她已经发展成为慢性湿疹，而且时间非常的长，就采取辨证施治的方法。我便让她到药店买一些苦参（少许即可），加入500毫升的水煎煮，晾凉以后，用苦参的汁液擦抹患处，每日3次。擦洗后不要擦去汁痕，煎好的药汁也不要扔掉，下次再加热还可以利用。苦参属性苦寒，入心、肝、胃、膀胱、大肠经，可燥湿去热。并且我要求这位女士进行按揉穴位。每天对督脉（从风府穴至陶道穴）、手臂的大肠经（双侧曲池至手三里穴）、膀胱经（双侧肺俞至心俞穴，肝俞至脾俞穴）和腿上的脾经（双侧阴陵泉至三阴交穴）进行刮痧。

同时，我叮嘱她每天喝薏仁绿豆粥。将买好的绿豆、薏米按1∶1的比例放入锅中，加入适量的水蒸煮。薏米属性甘凉，入肺、脾、肾经，有很好的清热、健脾、排脓的作用；绿豆性味凉甘，可入心、胃二经，有解毒清热、消暑止咳的作用。因此，薏米绿豆粥在清热利湿方面，有着非常显著的疗效。

过了一周，这位女士告诉我，现在感觉身子非常的轻松，患湿疹的部位已经不痒了。我叮嘱她，还需要继续坚持，因为这个病症非常的顽固，需要全力以赴的将所有的湿毒清除掉。

根据我的办法，这位女士坚持了半年，她的湿疹完全康复了，又过了一个夏天，她专程从外地来感谢我，还穿了一条非常靓丽的短裤。

朋友们，假若有一天看见自己的身上出现很小的水泡或红疙瘩，并且还渗出水来，而且是成片的，身体非常的痛痒，估计就是湿疹在作怪。不过还好，这个时候湿毒刚刚侵入皮肤，趁着还没有稳固，应该及时的清热祛风，用苦参汁对患处进行涂抹，利用其去湿毒的药性，将湿毒排出体外，一般的患者一周即可治愈。

如果非常的不幸，你的湿疹已经属于慢性的，皮肤非常的痒，还呈现出鳞屑，可以说是痛痒入骨，那么应该补脾虚，内外夹攻，苦参汁外敷在皮肤患处，配合刮痧，内服薏米绿豆粥，利湿健脾、止痒祛风。治疗的周期非常的长，所以患者需要有耐心，不能刚刚有些起色就停药，否则容易反复，以后再治疗更加的困难。所以，对于此种病症，需要大家有耐心。

对付“湿毒”这种病症，我们辨证施治，用最大的毅力治好湿疹！

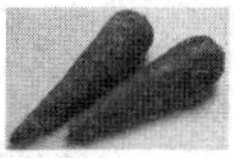

第八章

肾主纳气，气血缺失常见病

尿结石：疏通气血，排除体内结石
尿频：缺少肾气，药膳巧妙来调理
骨质疏松：肾气充足，骨骼才坚
阳痿：治宜固精，稍佐升阳
早产、流产：补肾气，让肾精充足
浮肿：补阳气补肾虚
小便失禁：喝一喝“长生酒”
耳聋：交泰丸治心肾不交

尿结石：疏通气血，排除体内结石

现如今，各种各样的结石病越来越普遍，但是我告诉大家，一旦得了尿结石，千万不要听信别人的，只要多喝水就没事了，那么肯定是不行的。而正确的办法是改变结石的生长环境，从而有效补充亏虚的肾气，只有这样，才能够达到治标又治本，测得排除结石的目的。

只有有过尿结石经历的人都知道，这种病一旦犯病，再坚强的人也会疼得在地上打滚，因此，这种疾病所引起的疼痛我们真的可以用“痛不欲生”来形容。

曾经我接触过一位患尿结石的病人，他见到我的时候，就开始给我描述他的生活简直是生不如死，连自杀的想法都有了。

没有得这种病的人是没有办法理解和体会尿结石患者的痛苦的。在开始发病的时候，大部分患者都会出现疼痛的症状，如果是发病一年半左右的患者，那么就表现为剧烈的绞痛，甚至还会出现腰部或者上腹部的钝痛。

在疾病发作的时候，有的时候非常的突然，几分钟内就可以让我们疼得受不了，在床上面来回翻滚，而且还会经常伴有胃肠道方面的症状，比如恶心、呕吐、腹胀等。

中医把尿结石又称为“石淋”，是因为身体当中气血瘀滞、下焦湿热、毒素堆积导致的。该病的多发人群是40岁以上的中老年人，原因非常简单，当人过了40岁，先天的肾气就会不足，气血郁滞，邪气凝结，这样就会慢慢转化成为沙石，从而阻塞尿道。

最近的这几年，我们所食用的食物当中，各种各样的添加剂变得越来越多，特别是在“三聚氰胺”事件出现之后，更是让大家对于结石病有了全新的认识。

而且，数据显示，在最近的几年时间里，患有结石病的人是越来越多，就我亲自接诊过的结石病人就达到十多位，甚至有的患者已经被尿结石折磨了好几年的事件。我们想一想，那些忍受着结石病魔的痛苦，还必须要继续工作，养家糊口的人，心中是多么的难受。

对于尿结石，我的治疗方案是采用清热利湿、通淋排石的方法，可以经常给病人开一些药，比如石韦散，排石冲剂、石淋通片、金钱草冲剂等。

当然了，现在很多尿结石患者也容易进入一个误区。心中想着，既然前面有沙石挡路，我们就经常喝水，用水把这些“拦路虎”冲刷掉？这样的方法到底可行不可行呢？大家一起来看一看下面这个例子。

我身边的一个朋友就是结石病患者，平时尿液中夹有沙石，小便涩痛，而且还经常腰腹疼痛，但是他现在是上有老、下有小，又舍不得花钱，所以一直都不愿意去医院。他也是和大家一样，听别人说经常喝水就能够把结石打下来。结果他几乎天天都拼命地喝水，甚至有一天一口气喝了几大瓶水，结果到了卫生间之后却发现自己根本尿不出来，差点造成膀胱破裂。

其实，一旦得了尿结石，单纯喝水是没有用的，因为泌尿系统的结石并不像想象的那样，真的有一些细碎石沙堵在那里，只需要用水冲冲就可以了。实际上，这些石头已经“板结”，或者说已经形成了一个生长结石的环境，那么就必须用化学物质去化解，这样才能把结石打下来，并且改变了结石的生理环境，才能够达到根治的目的。

当时我考虑到了我那位朋友的经济状况，在后期的治疗过程中，我基本上就没有给他开药，而是让他自己在家里进行适当的食疗。比如，我让他把金银花、车前草冲成水，当茶喝，在平时多吃葡萄等。我这位朋友在我这边治疗了大概 8 个月的时间，最后困扰他多年的尿结石症状基本上没有了。

当然了，除了以上的食疗方法，我们还可以通过按摩穴位来治疗尿结石。

在我们的脚外踝尖与跟腱之间的凹陷处有一个穴，名叫昆仑穴，而它就是我们对付尿结石的“有力武器”。

每次当你出现小腹疼痛的时候，你就可以用大拇指使劲去按压这个穴位，在按压这一穴位的时候，这里就会有明显的疼痛感，此时你一定要忍耐住，而且能够坚持按下去。只要你可以这样持续按摩 10 分钟，那么就可以有效缓解尿道的紧张感，减少疼痛，甚至对以后尿结石的发作都有一个抑制作用。

曾经有一位患者，每一次他上厕所的时候都会感觉到一阵剧烈的疼痛，于是我告诉他可以尝试用力按揉昆仑穴，结果经过一段时间的按揉，他的疼痛感得到明显的好转。

当然了，这个方法在使用上还必须要有医生进行指导。而且我还建议大家在日常生活中除了多喝水之外，每天一定要少吃一些油腻的食物，多吃一些容易消化的食物，比如菠菜、土豆、草莓、蛋类等，而且可以多喝冬瓜汁、甘蔗藕片汁等对治疗结石有帮助的鲜果蔬汁，这些措施都可以让尿结石症得到有效的改善。

尿频：缺少肾气，药膳巧妙来调理

对于尿频这个毛病，相信很多人在刚开始的时候都是以轻视的态度对待的，等拖了很长时间之后，才发现这也是一个问题，但是等到真正意识到问题严重性的时候才去解决，难度就非常大了。

其实，一旦出现尿频的情况，我们从一开始就必须要注意调理，每天可以经常做做甩手功、喝点儿芡实糯米粥，这些都可以让尿频得到有效的治疗。

有一次我跟旅游团去旅游，结识了一位女士，她一听说我是医生，于是在旅游大巴上就开始便迫不及待地向我咨询已经困扰了她很多年的尿频问题。原来，她每天晚上至少要起夜两三次，而且每次起夜之后，想要再一次入睡就非常困难了，所以，她觉得晚上自己从来没有睡过一次好觉。而且最让她受不了的是，她总是要出差，如果坐飞机还好，但是坐火车，她一次一次地往厕所跑，别提多尴尬了，她真恨不得把厕所带在身边。

我听完了她的描述，感觉她的问题还是比较严重的，就询问她有没有看过医生，她很老实地说没有。因为她觉得尿频并不是一种病，因为这点小事去看医生，真的不划算。其实"我自己也是吃了不少补肾的药，因为很多人说尿频是因为肾虚，所以我想也可能是因为肾虚的缘故吧。"

其实，这位女士所说的这些话还是具有一定的代表性，现在很多人都会把尿频和肾虚扯在一起。当然了，肯定有一些人的尿频也确实和肾虚有一定的关系，但是我们不能够说尿频的原因就是一定是肾虚，因为并不是所有的尿频都与肾虚有关。

中医认为，尿频大多是因为阴盛阳衰，摄纳无权，脾虚气弱、血行瘀滞导致的。《黄帝内经》中记载："膀胱者，州都之官，津液藏，气化则能出矣。"要是膀胱的气化功能出现失调，那么人体的水道也会出现问题，从而导致尿便更加频急，淋漓不尽。

脾是气血化生的源头，脾气健运，则气血生化有源，膀胱的气化功能也才能够正常发挥；脾虚则气虚下陷，以至于膀胱的固摄能力减弱，约束无力，小便就变得更加频繁，而且量少。所以，假如能够疏通气血的阻滞，那么就非常有利于缓解尿频。正所谓"气血乃一身之本，瘀滞则百病丛生，畅通就病疾自去"。

这位女士还告诉我，她的小便清长，大便稀溏，我让她张嘴，我看了看她的舌苔，淡而薄白，脉象缓弱，而且她的面色也不太好，这些都是因为脾气不足而导致的。

针对她的这种情况，我教给她了一套甩手功，让她每天做两次，每一次 10 分钟以上。做法是：将头摆正，身体站直，双手自然下垂，两脚分开，与肩同宽，双眼平视，自然呼吸。之后两手同时向前，或向后甩动，身体也要随着双手自然地前后摆动。向后甩的时候，大脚趾用力抓地，力发于腰，作用于手，落于脚跟，此时人的身体重心也就会随着身体的摆动而在脚底前后移动。

这种甩手、摇手等有节律的运动，可以将手脚的经脉完全调动起来，有效促进气血在体内的正常运行，从而达到通经脉、活气血、强五脏、壮筋骨、平阴阳的目的，那么最终就可以有效缓解尿频的状况。

不仅如此，在平时我还让她每天都要喝一些芡实糯米粥，首先把芡实和糯米按1 ∶2的比例搭配，如果有条件的话，一天三顿都喝，那么效果更好。

芡实味甘性平，入脾、肾、胃经，滋补强壮、补中益气、固肾涩精、补脾止泻、益肾止渴、开胃进食、助气培元；糯米性温、味甘，入肺、脾经，具有补虚、补血、健脾暖胃、止汗等功效。

就在两周之后，我接到了这位女士的电话，她感觉自己尿频情况已经好了，问我还有没有必要继续吃下去。我告诉她，可以继续吃几天看看，食用量可以稍微减少一些。

结果没过几天，这位女士非常高兴地对我说，“我觉得自己现在的病全部都好了，我这次打电话不是向你询问病情的，而是特意来感谢你的。”我听着她如此开心的声音，心中也是替她高兴。

可是过了半个月的时间，这位女士的电话又打来了：“医生，不知道怎么回事，前几天出差，我的尿频毛病又犯了。”我一听，就知道她应该是心理太过于紧张了，特别是在每次睡觉的时候总是想着晚上会不会来小便，结果就真的来了，而且是一发不可收拾。

她自己也觉得是这样，心理上总是想证实自己的病是不是完全康复了，结果反而越来越糟。我随即告诉她说，尿频也是有生理性和病理性的，精神紧张或者是环境出现变化，都有可能会造成尿频，而睡觉之前的心理暗示，就成了她尿频的主要原因。

就这样，从这之后，这位女士听从了我的建议，克制自己不去想这件事情，还是转移注意力，每天都做一些甩手功、尽量多喝芡实糯米粥，之后，她的尿频毛病就再也没有出现过。

肾，直接关系到了一个人的“性福生活”，所以，只有把肾养好了，才能让你对自己的身体更加自信。

骨质疏松：肾气充足，骨骼才坚

人一旦上了年纪，身体状态和年轻人是没有办法相比的，我们经常说要坚持锻炼，但是对于老年人而言，运动一定要适可而止，量力而行，不然的话，如果超过了身体的负荷，不仅无法达到强身健体的目的，反而会对身体造成一定的伤害。

而且需要特别注意的是，老年人不能做大运动量的爬楼梯锻炼，那样很容易对关节造成损伤，特别是对患有骨质疏松症的老年人，影响更加严重。

现如今，经常会听到“人老了，腿脚就不利索，经常会腰酸背疼腿抽筋，”这样的一些话，其实，这就是骨质疏松的典型表现，那么对于这样的老年朋友们应该怎么办呢？相信大家想到的肯定就是补钙。这一点是没有错的，虽然补钙是解决骨质疏松的一个非常好的方法，但是它却不能够解决全部的问题。

我曾经出诊时遇到过一个老人，他在几年前就已经有了骨质疏松症，当我问及他患病原因的时候，他自己也非常疑惑。因为他家里面的生活条件是非常不错的，可以说每天都会喝骨头汤，所以对于自己患上了骨质疏松症，他觉得不可思议。

其实，这位老人是进入了一个认识的误区，认为只要进补什么，我们的身体就不会缺少什么。但是，这其中有一个非常重要的问题被我们给忽略了，那就是老人对于钙质的吸收问题。

到了后来，通过进一步的了解，我才知道这位老人在平时喜欢抽烟、喝酒，而这也就能够解释他为什么会缺乏钙了。

因为酗酒会造成胃肠道黏膜的损伤，将严重影响到胃肠对于钙、磷及维生素 D 的吸收，与此同时，酗酒对于肾脏所产生的损害，也会让肾脏对于钙、磷的吸收能力出现降低。另外，吸烟还有可能会引起肝肾的损害。正是因为吸烟导致了脏器的损害，造成了脏器对于钙质的吸收能力降低，所以他才会患上了骨质疏松。

对于骨质疏松的病人，我经常会给他们开一些调理脾胃、促进吸收的药物，与此同时还建议他们要多喝一些牛奶，禁烟戒酒，并且积极参加适合自己的户外活动，多晒太阳。

我记得还有一次，也是一位患骨质疏松症的病人在我们医院进行诊断，在吃了一个疗程的药之后，来复诊的时候非常不高兴，原来他说自己的症状不仅没有减轻，反而还变得更加严重了，甚至发病的时候都没有办法走路。我听完之后，心中也是一惊，赶紧对他的身体进行了一番复查，我发现，不管是从诊脉，还是从身体的状态方面来看，他的症状已经有了明显的好转，但是为什么他却感觉更加难受了呢？

我翻看了他的病历发现，这位患者是因为肾精不足导致的骨质疏松，肾主骨生髓，换句话说就是肾藏精，精生髓，髓养骨。肾气足，肾精充实，骨髓化生才会有源头的保障，骨骼也才会变得坚固，强健有力；如果是肾气不足，肾精亏虚，那么就会造成骨髓乏源，骨骼失养，脆弱无力。

这位老人前来就诊的时候，我就发现，58 岁的人看起来居然像快 70 的人了，头发稀疏，牙齿也没有几颗了，而且步履蹒跚，腰酸背疼腿抽筋，反应有一些迟缓，而且记性很差。

我记得当初给他开了滋阴、补肝肾的熟地、龟板、山萸肉、菟丝子、白芍；温阳益精、养筋润燥的锁阳、鹿胶；泻火清热的黄柏、知母，强腰膝、健筋骨的牛膝；温中健脾的山药、陈皮、干姜，以及益精明目的枸杞子等药物。

除此之外，我反复嘱咐他一定要合理安排饮食，在平时多吃一些含钙、磷、维生素和蛋白质丰富的食品，当然，适当的运动也是必不可少的，只有适当锻炼身体，才可以调节全身的代谢，从而改善骨骼的血液循环。

这些药方都是非常对症的，那么问题到底出在了什么地方呢？

后来，我仔细询问了他在服药期间的饮食、起居以及身体、精神状况。从他的描述中，我发现他是按照我当初的嘱咐去做的，生活也非常的有规律，而且每天按时服药，饮食也很清淡，平时注意补钙。

经过这样的一番详细了解，我迷惑了，按照理论而言，看他的病情应该大为好转才是，这个时候，他说了下面这段话："我每天早晨为了能够锻炼身体，特别是锻炼腿脚，我现在天天出门都不坐电梯了，而是一直走楼梯上下楼。"

这就是一个很严重的问题了，由于楼梯的垂直角度非常大，爬楼梯的时候上升下降的速度快，运动的负荷是非常大的，单腿支撑整个身体，对于已经患有了骨质疏松症的老年人而言，无疑是雪上加霜，膝关节将会遭受更大的创伤，而且和走平地相比，爬楼梯的时候，只要每发一次力，都会对关节造成损伤，时间一长，就会增加膝部乃至腰背的疼痛感，很容易诱发关节炎。

因此，我可以断定，这位老人的病情已经好转，但是由于不恰当的运动造成的疼痛让他产生了自己的病情再一次加重的错觉。

既然已经发现了原因，那么对于治好这位老人的疾病我就有了很大把握。我在之前的药方当中又放入了治疗关节痛的地龙和秦艽。除了按时服药之外，这位老人康复的关键是要选择合适的锻炼方式，比如散步、打太极拳等，并且在刚开始的时候可以时间短一些，之后再慢慢增加，这样一来，就可以逐渐恢复身体的健康。

阳痿：治宜固精，稍佐升阳

有一天晚上我将要睡觉，一个朋友打来电话，让我出去一趟，说自己遇到了困难，一定要帮他忙，否则他就会和妻子离婚。原来，自从有了孩子以后，他已经有两年没有和妻子过正常的夫妻生活了。妻子开始没有说什么，但是脾气越来越大，这让我这个朋友非常的内疚，但是也没有勇气去看医生。

现在，他非常恐惧回家，回到家里，就是不断地争吵，要么无法面对，但是我知道他需要的是什么。我对这个朋友非常了解，绝对是一个“模范丈夫”，在所有人的面前从不掩盖照顾自己的妻子，要说我这个朋友有出轨的行为，我是肯定不相信的。看到别人的时候，总是默默无言。通过聊天我得知，原来，自从妻子生完了孩子，他目睹自己妻子的生产过程以后，对妻子有一种恐惧感。每次想和妻子亲近一下，最后的感觉是半途而废。看这情形，这时候我明白可能是产房的那一幕让他有了恐惧的感觉，让他对妻子的身体产生了恐惧。在《景岳全书·阳痿篇》讲到：“忽有惊恐，则阳道立痿，亦甚验也。”我对他进行了一下检查，舌苔发白而且薄，脉弦细。而且根据他的描述，最近一直没有精神，晚上休息也不踏实，已经接近了崩溃的边缘。这确实是因为心中的恐惧造成的肾气亏虚，对于这样的情况，最应该做的就是益肾安神，让他的生理与心理都是健康的。所以，我就给他推荐了大补元煎这样的药，此药在《千家妙方》和《景岳全书》中都是记载的，认为此药可以大补气血，升陷补气。

华岫云是清代的名医，在其著作《临证指南医案·阳痿》中记载：“阳痿……亦有因恐惧而得者，盖恐则伤肾，恐则气下，治宜固精，稍佐升阳”。而此药之中的山茱萸、枸杞子、熟地、杜仲都是滋补健肾的佳品，而里面的当归、人参、山药、炙甘草等有非常好的补益气血作用，完全是治疗因肾气亏虚引起的阳痿的最佳方案。因为我这位朋友经常的心神不宁，我就在药中又加了一些枣仁和远志，具体的配方为熟地 15 克，人参 10 克，山茱萸 5 克，山药（炒）15 克，当归15 克，杜仲 15 克，枸杞子 15 克，甘草（炙）10 克，枣仁 10 克，远志 10 克，用适量的水进行煎煮，一直持续到药味浓郁即可，服用一次后要隔一天再服，经过一个月的时间就可以见到疗效。(觉得煎煮麻烦的朋友也可以到药店购买丸药，使用方法可见说明书。）有朋友可能会怀疑这药的疗效，心理所产生的问题喝中药就可以缓解？

其实道理非常的易懂，从中医的角度讲，心理与生理之间是不可能完全分开的，情绪的变化也会引起病变，在情志学说当中，恐惧是最伤肾的，恐惧会导致上焦闭塞，精气无法通入心肺，这样一来，在夫妻生活中男性力不从心，出现阳痿现象。而男人最担心的也是这个问题，这样一来，就会进一步的加剧了恐惧的心情，从而形成恶性循环。而这味大补元煎呢，其作用就是提气补气的，只要让气血充足，能够顺利地归入五脏六腑，心理上的疾病也就随之消失了。大补元煎补气提气，对因恐惧而产生的肾阴阳两虚有非常好的平补作用。当然，假如将所有的希望全都放在药物上，无疑是舍本逐末。在服用药物期间，应该要控制自己的欲念，最好是夫妻分开睡，杜绝去想一些与性有关的事情，应该避免一些引起别人欲念的杂志、录像、图片。这样，服用完一定剂量的中药以后，身体亏虚的症状消失了，再加上蓄积已久的欲望，夫妻生活成功的概率就会非常的大，只要可以坚持一次，阳痿的问题也就随之消失。就像以前听过的故事一样，说有一个科学家做实验，让人从一个黑屋子穿过去，大家走过的时候都非常的轻松自如。而打开灯之后，大家发现屋子里面都是玻璃面，而玻璃的底下都是不断蠕动的蛇，这时候，大家都退缩不前了。虽然大家心里都很清楚，从那穿过去，绝对安全。恐惧就是这样的，如果你总是想着它，念着它，总是活在恐怖之中，只会让自己越来越恐惧，身体也随之出现各种问题。这时候，就应该把心静下来，做一些其他的事情，让自己的身体得以放松，或许，要不了多久，你身上的忧愁也就烟消云散了！

早产、流产：补肾气，让肾精充足

在国家推行计划生育的前提下，优生优育成了一个大问题。所以很多的准妈妈准爸爸非常重视孩子的健康，花样繁多的胎教用品让人目不暇接，一旦怀孕，便将诸多的教育用品搬回家，恨不得自己有一个天才宝宝。当然，这样做是可怜天下父母心。但是有一个非常关键的问题容易被忽视，那就是对准妈妈的心理调节。

因为是第一次生孩子，所以准妈妈们会对生孩子有一种恐惧，提心吊胆，特别是预产期将至的时候，惶惶不可终日。却是不知道，假如这些不良的情绪不能及时的调节，对孩子的出生有非常大的影响。要不然，在物质生活非常丰富的今天，怎么还会有那样多患有多动症、自闭症等先天性疾病的孩子呢？

从中医的角度来看，这些并不是很奇怪，在怀孕期间，假如不能及时的稳定情绪，孩子很可能先天发育不足。金代著名医生张从正在其著录的《儒门事亲》中讲："如妇人怀孕之日，大忌惊忧悲泣，纵得子，必有诸疾。"意思就是妇女在怀孕期间，不能有太大的情绪波动，否则即使可以让孩子出生，也会带有各种各样的疾病。

在《黄帝内经·素问·奇病论》中也讲到了胎病之说："此得之在母腹中时，其母有所大惊，气上而不下，精气并居，故令子发为癫疾也。"由此可知，胎病的说法在几千年前就有了，所以现在的人对怀孕非常的注意。即使家境条件不是很好，但是在子女孕育的问题上，却一点也不含糊。

万全是明代著名的医学家，在其撰写的《育婴家秘》中的《胎养以保其真篇》中讲到："自妊娠之后，则须行坐端严，性情和悦，常处静室，多听美言，令人诵读诗书，陈说礼乐。"这里的意思非常的明白，在怀孕期间一定要注意孕妇的情绪平稳，包括胎教。可能有的人觉得这些东西并不具体，甚至觉得是胡闹，不切实际。但事实并非不是这样的，与吃喝一样，情绪良好也是孕育出一个健康婴儿不可少的条件。胎儿在母体当中，全部依靠母体的气血供养，这当中，饮食处于最为重要的地位，这一点大家都知道。但是，如果情绪波动的幅度非常的大，就会影响气血的正常供应，而在《黄帝内经》中讲："大惊卒恐，则气血分离，阴阳破散。"在如此的情绪下，胎儿又如何能得到正常的营养供给呢？营养不充足的话，生长发育就会出现问题。在《黄帝内经》中讲"恐伤肾"，也就是说，在所有的不良情绪中，恐惧是最伤害肾气的。假如准妈妈在怀孕期间受到惊吓、产生担忧或者恐惧，肯定会造成肾气的不足或是紊乱。如果滋养胎儿的先天之本是不充足的，那么生下来的孩子可能就会出现智商一类的问题。

在《胎养以保其真篇》中还讲到："儿在母腹中借母五脏之气为养也，苟一脏受伤，则一脏之气失养而不足矣。"说的就是情绪的影响。可是准妈妈们是第一次怀孕，生育怎么会不紧张，不害怕呢？曾记得我妻子在怀孕期间，每天都非常惶恐不安，提心吊胆的即使我这样对女性的心理变化还是有一些研究的差点被弄得崩溃，更不要说那些不明白的人。因为恐惧是最伤害肾气的，所以，在怀孕期间，除了需要了解一些有关生育、分娩的知识，减少生育的恐惧之外，还需要补肾气，让肾精充足。只有让肾精充足，才能从根本上减少妊娠病的发病概率。补充肾精的方法非常的多，但是由于妇女在怀孕的特殊时期，所以不能随便用药。在这里向大家介绍一道粥品：黑米莲子粥。由于这样的食品性味平和，所以不存在辨证治疗的问题。我的一位朋友在怀孕期间，家境并不是很好，吃不起什么滋补品，天天就拿这道粥当作点心吃。现在她还是非常的怀念这道粥，经常提起。当然，孩子的健康与粥的关系很大，我的这位朋友的妻子和孩子现在非常的健康，一些小孩子多发的疾病，在他的孩子身上几乎没有发生过。每天早晨可以将这样的粥当作早餐，也可以当作下午茶的甜点，既不会影响食用正餐，还能起到滋阴补肾的作用。做法非常的简单，方法如下：

到超市买一些莲子、黑米和冰糖，每天取一些黑米和少许的莲子，先将这两种食材泡上四个小时，接着一起放入锅中煮，煮的时候应该先用武火将粥煮开，然后改用文火慢熬，然后放入一些冰糖就可以食用了。

黑米是产妇以及体质虚弱者最佳的滋补品。其中的道理非常的简单，对中医有了解的人都会知道，“黑色入肾，肾为先天之本，肾气足则精力充沛”。黑米既有营养价值又具药用价值，民间俗称黑米为“药米”“月家米”。情绪对于人体的影响，古人在很早以前就意识到了。所以，在中国传统的养生法则之中，非常重要的一点就是调节心志，处处要求“精神内守”。其实，这二者之间是互相扶持的，身体虚弱了，精神也会出现涣散；精神萎靡了，也会影响到身体的健康。而孕妇的负担更重，既要保持自己的身体健康，还要顾及腹中的胎儿，所以在怀孕时，甚至在做好怀孕准备的时候，就应该了解怀孕方面的知识，做到有备无患，生出一个健康活泼的宝宝。

浮肿：补阳气补肾虚

在一个严冬时节，诊室里来了一对上了年纪的夫妇，老太太的脸上浮肿非常的严重，据她的老伴讲，脸已经肿了快半年，不仅是脸，下肢的肿胀也是非常的严重。老人夜尿繁多，每晚都要起夜三四次，一直担心是不是自己的肾脏出了问题。检查发现，老太太的舌苔发白，调脉的时候有一定的瘀滞，似乎是心肾两虚，脾失健运。关键的治疗方法是补益心肾，化瘀健脾，于是我给老太太开了半个月的黄芪当归补血汤。经过医院的复查，浮肿的症状明显减轻，以前有些偏高的血糖也逐步恢复了正常值，这让老人非常的高兴。但是，又有了新的症状出现，以前比较平稳的情绪却变得非常的暴躁，时常发火。又吃了一段时间的六味地黄丸以后，情况也就好转了。

老太太感到很纳闷，自己吃的药物都是很平常的，自己以前也吃过不少的六味地黄丸，但是没有起到什么作用。而且，自己以前的脾气很好，不知道什么原因就开始发脾气，心里有很多的疑团。可能大家会觉得很奇怪，为什么人在生气以后，情绪总是琢磨不定，不是非常的急躁，就是暗自落泪？其实这种现象非常的简单，在前面我已经说了很多次了，这些情绪的变化与气血有直接的关系。人之所以生病，是因为气血需要集中起来抵抗某种疾病的侵害，而别的脏器不能获得足够的气血供应，就会给人发出信号，这时候我们应该做的就是借助外力补充气血，否则就会出现问题，人的情绪出现大的变化也是很正常。老太太的浮肿太过的严重，性格必然会受压抑，也就会时常生闷气，而且胆子很小，比较容易受到惊吓。

在女性人群中，这种现象非常的普遍。因为女性的怀孕、生育都会消耗很多的肾气，而女性一般好静，静可生阴，现在的女性为了追求好身材，一般会吃很多寒凉的食物，这些食物都会引发肾阳虚。在五行当中，肾属水，为水脏，主化气行水，肾气虚弱，阳气不足，人体中的水液就没有办法汽化、蒸腾，而这些水液四处乱窜，也就产生了水肿。我们看天气现象就可以知道，下完雨以后，如果天气可以很快地晴朗下来，地表的雨水就会被阳光蒸腾到天空。假如是阴天，地面就会潮湿很长的时间。人体也是如此，假如肾阳不足，就没有能力将这些水液运送到它们应该去的地方，如膀胱。有的人不是不出汗，而是肾阳虚，道理都是相通的。在治疗浮肿的时候，最为关键的就是温暖肾阳、行气化水。上面我们讲到的老太太，因为年纪过大，除了肾阳虚的病症之外，还伴随着气血不足、脾失健运的症状，所以在治疗的时候先用黄芪当归汤进行补气补血，然后再服用六味地黄丸以滋阴补肾。我在对老人的性格进行分析的时候，老先生在一边总是频频点头，看起来我说的没有纰漏。而中间老太太出现脾气暴躁，则表明气血充足了，冲撞于脑，才可以将先前积郁的火气发泄出来。就如同把潮湿的柴火烤干了，然后就开始燃烧了。在这以后进行补肾，才会达到事半功倍的效果，否则吃多少补肾的食物，也只是枉然。在生活中补阳平和的药物很多，只要用心，就不需要花很多的冤枉钱，身体的健康问题自然会反映到自己的情绪上面，反过来也是这样，情绪不稳定也会作用于人体，引起气血的紊乱，假如老太太不是那样的小心翼翼，总把事情放在心里，可能问题也不会这样严重。

很多女性都会出现不少情绪的问题，为某件事情而痛苦、悲哀、担忧，用不了多长时间，就会出现眼睑肿大，不敢出门，这样不是对肾阳造成了伤害，也是对肺主气造成了影响，或者是导致脾的受伤，引起水液不化，或是因湿浊内停，时间一长，就会引起肾炎，腹泻、便秘或是肺部的疾病。当然，最为普遍的就是脾肾阳虚，脾喜干燥而恶湿，最怕的就是湿气，一旦脾受了伤，肾失去了气血的供养，也会随之虚弱，所以脾肾阳虚严重，平时就会经常的生闷气。躲在角落不动的内向的人，假如觉得身上有浮肿的话，可以服用一些真武汤、金匮肾气丸等，对阳气进行补充，平常的时候生姜水进行泡脚，每天不少于半小时，也有不错的补阳降水的功效。

不过，最关键的问题是自己动起来，没事的时候唱唱歌，跳跳舞，将心中的闷气都发泄出去，也是祛湿化水、消除内在污浊的方式。人的行动是由我们的大脑支配的，思想动起来了，我们就会表现在行动上。动则生阳，阳气充足，无论是我们的身体还是生活都会充满阳光。

小便失禁：喝一喝"长生酒"

我们在看武侠连续剧的时候，眼前经常出现这样的一幕，一个人开始总是四处耍威风。结果，一遇到真正的对手的时候，还没伸出手，就被人打得狼狈逃窜。那么，大家有没有想过，为什么人在受到惊吓的时候会憋不住尿呢？这让人出了不少的洋相。这个从传统医学的角度并不难解释，主要的问题在肾上面。肾主水，在水液代谢的整个过程当中，肾气可以说是代谢的原动力，对每一个环节的功能都起到调节的作用，水液代谢是否正常直接反应肾功能的正常程度。而且，肾主管大小便，与膀胱互为表里，膀胱所运转的动力也是由肾提供的，可见大小便出问题，肯定与肾有很大的关系。

恐伤肾，肾气不充足就会导致膀胱的懈怠，收束无力，小便失禁的问题也是很正常的。其实，在《黄帝内经》中就提到过因惊恐会致使人的大小便失禁，在《素问·举痛论》中讲："恐则精却，却则上闭，闭则气还，还则下焦胀，故气不行矣"。意思说的是，恐惧会导致上焦闭塞，精气下泄而无法正常的运行，肾气不行，肾主管大小便的功能也就会丧失，人就没有办法完全的控制住排泄。所以，在受到非常严重的惊吓以后，有的人甚至出现大小便同时失禁，这是因为体内的气机出现了紊乱。

如果不及时进行救治，可能长期无法痊愈，甚至引起其他的病变。所以对于小便失禁，不要觉得非常难为情，总是藏在心里，这种惶恐不安的情绪也会影响到肾气，让小病拖成大病。古人养生，注意每个细节，即使是小便这样非常隐晦的事情，他们也会细心观察，不让自己的身体出现任何的差池，苏东坡就在《养生杂记》写道："要长生，小便清；要长活，小便洁"。

这里给大家介绍一个防治小便失禁、尿频的按揉导引法。导引运气，就是利用我们的意念来调动我们体内的气，将不正当的饮食和负面情绪所影响而紊乱的气回归本位，符合人体流动的需要。这个导引的方法非常的简单，具体做法如下：

早上起床之后，先深深地吸一口气再呼出来，让呼吸均匀，然后用舌头抵住上腭（持续的时候保持发“儿”的音），眼睛向上看顶部。随后吸气，肛门随着做收缩的运动，然后放松呼吸，反复不少于20次。

这个动作非常的简单，很多人觉得不可思议，如果那样的话，你可真是没有看出其中的门道。这个动作虽然简单，但是蕴含的中医哲理是非常深的。我们知道，任脉和督脉都由我们的口中断开，舌抵上腭，就是将这两条经脉连接在一起，任脉导引壮肾法就是利用呼吸之法让体内的气血正常的运行，还有很好的生津作用，可以健肾壮肾。任脉下行，督脉上升，气血畅通，身体的问题就可以得到调节。而肛门的收缩动作可以起到制约膀胱的作用，功效非常的全面。最重要的是，假如你长期坚持，会发现，导引完以后，口中生津。这时候，你需要将津液缓缓地咽下去。要知道，“津液”可是非常珍贵的东西，道教将津液称之为“长生酒”，认为津液可以濡养内脏、骨髓，滋润头发、五官，好处非常的多。

我认识一位老先生，80多岁的年纪，耳不聋眼不花，每天早晚就像是年轻人的精气神，拎着一大杯水到图书馆阅读书报，身体非常的硬朗。他的养生秘诀就是：每天早晚都将舌头抵住上腭，让嘴里生满津液，然后分三次，缓缓咽下去。到现在还是吃嘛嘛香，牙齿还是很坚硬，也不松动。真是让邻居们羡慕。

恐惧是人们与生俱来的一种感觉，毕竟从一个非常小的婴儿到具有很多知识技能的成年人，要经历非常多的历练，要想做到临危不惧也是不容易的，也没有这个必要。就像一个健康的人有时也会患感冒，在心中的体验，有时候挑战一下自己的极限，让自己感受不一样的刺激，对身体和情绪来说，都是非常有益的。在恐惧之后，随着时间的推移，经常做导引壮肾法，将体内乱走的气理顺，让瘀滞的气血变得通畅，人生自然是无忧无虑，长寿到老！

耳聋：交泰丸治心肾不交

周六的下午，难得有一个清闲的周末，我正聚精会神地坐在电脑前面玩围棋！但是突然 QQ 的对话框动了起来，点开一看，原来是一位在国外的亲戚，说她公司的同事最近状况不是很好，这段时间耳朵总是嗡嗡作响，最开始是左耳，总是听到有电波一样的杂音，后来又总感到耳边有小虫在鸣叫，开始没放在心上，以为觉得因为最近太劳累，可这段时间，右耳朵也开始有声音。到医院做检查，说没有什么大碍，自己会好。他的这位同事对中医非常的感兴趣，希望从中医上得以找到治疗的方法。

他的这位同事开始与我进行视频聊天，对着电脑视频，看到他的舌苔很红，并且对我说，他最近感到腰部非常的凉，而且心情非常的不好，手心发热，口干舌燥，晚上经常失眠，不知道是哪里出了问题。从他的症状来看，很明显是心肾不交引起的失眠和耳鸣症状。五心烦热，口干舌燥，舌苔发红，都是肾水亏虚火过盛；水火不济，心阳偏亢，自然会心神不宁。而肾主骨，肾阴亏虚，脑髓没有得到充足的滋养，难怪会出现失眠健忘、头晕耳鸣的症状。

而且，腰为肾之府，肾阴亏虚，没有得到滋养，腰自然会发酸。所以，辨证施治，一定要将火回落于肾，以火温肾水；肾水交际于心，从而压制心火，让水火相交，互相制约，以达到水升火降的作用，其实最简单的原理就是让心肾相交。让心肾相交的方法很好，除了在前面讲到的以手搓脚心，在这里给大家介绍一种外敷肚脐的方法，用起来很简单，而且对身体没有任何的害处。用肚脐贴的是交泰丸，这种方法来自于《韩氏医通》的下卷，交泰丸的主要原料是肉桂和黄连，我们都知道，肉桂性热、有温补的作用，肉桂辛热以温肾阳，黄连是极其苦寒之药，黄连性苦有清心火的作用。

我这个亲戚的同事从来没有听说过敷贴的治疗方法，抱着怀疑的态度治疗了几天，就发现自己的身体有了明显的好转，不但失眠的症状消失了，情绪也稳定了下来，工作起来更加的顺利。他把疗效告诉了我，心情也是非常的激动。说前段时间在工作上出了纰漏，报表的数据有了点差错，心情不是很好，工作上总是有问题，没想到也会影响到他的身体。现在可好了，身体康复了，工作起来也顺心多了，真是时来运转啊。

用交泰丸敷肚脐眼治疗心肾不交，主要做法就是将一定量的黄连末和肉桂末用蜂蜜调和。搓成药丸，并敷于肚脐眼，可以起到阴阳相接，心肾交合的作用，所以这个药丸叫交泰丸，这是治疗心肾不交而引起疾病的首选治疗方法。

每天的晚上，将交泰丸放入肚脐眼内，然后用纱布盖好，用医用胶带粘好，每晚更换一次。一般情况下，三天就可以见到治疗效果，坚持一个星期，就可以彻底治愈。

看着这位美国朋友洋溢着幸福的笑脸，我的心情也是非常的高兴。人生一向都是这样的，当你的心情起了变化，这种变化就会影响到你的身体，影响到五脏。而五脏受伤也会反过来影响情绪，从而造成恶性循环，引起一连串的负面反应。假若保持一个好心情，你解决了其中的一个问题，顺带着也会将其他的问题解决掉。

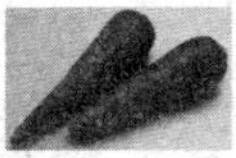

第九章

损坏气血的几种生活习惯

喝酒过度，伤害肝脏
不良情绪污染你的气与血
性爱频繁，气血最易流失
春夏伤阳，秋冬伤阴
乱吃食物，损害五脏六腑

喝酒过度，伤害肝脏

如果是过量饮酒，对我们的身体伤害是非常大的。而且中医也已经证明，长期大量饮酒，肝脏受到的影响是巨大的。其中最为常见的损害就是酒精性肝损伤、酒精性脂肪肝，如果不能够及时进行调理，甚至还会有演变成为肝纤维化、肝硬化的危险。

当酒精进入到我们的身体之后，90%以上都是需要通过肝脏进行代谢的，而且代谢产物及它所引起的肝细胞代谢紊乱，则是导致酒精性肝损伤的主要原因。

根据研究发现，正常人平均每天饮用 40~80 克的酒精，而等到 10 年之后，就可能会发生酒精性肝病变，假如平均每日 160 克，那么 8~10 年就有可能会出现肝硬化。

我们大家都知道，肝脏是人体当中最主要的代谢器官，我们人体内的各种营养物质的转化合成都必须要经过肝脏完成，而且，各种各样的毒素也必须要经过肝脏来排解。

少量喝酒，酒精在通过了肝脏的解毒代谢之后，就会被肝组织处理掉，从而变成无毒的物质排出体外；假如是长期大量饮酒，那么酒精的代谢产物乙醛对肝细胞的毒性作用就将是非常大的。

乙醛比乙醇对肝脏的伤害更大，更具有毒性，如果过量蓄积，就会损害肝细胞，从而让肝细胞发生反复的脂肪变性、坏死，非常容易出现脂肪肝、酒精性肝炎和肝硬化。

而且在大多数情况下，人们并不知道自己的肝脏已经受到了严重的损伤，一旦等到症状明显之后，比如肝区疼痛、全身无力、消化不良、食欲不振、恶心呕吐、腹胀腹泻等，到医院一检查，基本上都是肝功能异常，比如转氨酶升高等。

除此之外，酒精还会对我们的大脑、心脏、中枢神经系统、胃以及口腔咽部等消化道造成损害。酒精可以让男性的精子质量下降；对于妊娠期的妇女，即使是少量的酒精，也有可能会造成未出生的婴儿发生身体缺陷的危险性显著增高。

我们一旦知道了过量饮酒的害处，那么，为了你的肝脏健康，如果是长期过量饮酒的人则应该尽量减少饮酒量。

其实，适量饮酒对于我们的身体来说是有一定好处的。饮酒必须要养成良好的习惯。第一就是要掌握好量。男性每天的饮酒量应该小于 40 克（酒精），女性则应该小于 20 克。而这就是人体饮酒的“基本安全量”。

在这里，我给大家推荐一种计算酒精量的方法，就是把饮酒的量乘以酒的度数，再乘上酒的比重 0.8，举例而言，饮酒量是 250 毫升，酒的度数为 50°，那么饮入的酒精量就是：$250 \times 50\% \times 0.8 = 100$ 克。

除此之外，还有一些小的方法也可以让你在喝酒的同时保护肝脏。例如，当你在饮酒时，可以吃一些醋拌蔬菜或者水果，这是因为醋可以起到对酒精中和的作用，而且水果当中糖分又能加速酒精在体内消耗，与此同时，蔬菜和水果都可以有效补充维生素 C、维生素 E 和微量元素硒等重要的抗氧化剂，也能够减轻酒精对肝脏的毒害。

另外，平时也可以在酒前酒后多饮用一些对肝脏具有保护作用的保健茶，比如养生健肝茶等。养生健肝茶主要是由绞股蓝、溪黄草、柴胡、灵芝、枸杞子、猪苓、甘草等中草药组成的，可以有效促进肝细胞的再生，全面加强肝脏脂质代谢，促使脂肪分解，从而有效预防脂肪肝的形成，养肝、护肝养生保健的作用十分显著。

不良情绪污染你的气与血

中医认为，人体的阴阳气血平衡能够维持人体的正常生理活动和功能。如果一个人的情绪不稳定，容易烦躁和发怒，那么就会让人体的气机紊乱，进而气滞，导致血瘀。而血瘀又会加重气滞，如此循环往复，久而久之，气滞血瘀形成了体内的蕴毒，就会让病气无法顺畅地排除到体外，时间一长，病气将会浸入到骨髓，这样就会造成血液的生成过程出现一些变异，形成难以治愈的血液系统的疾病。

你可以试想一下，在你的内心非常生气和愤怒的时候，你的身体会出现什么的情况呢？当然，你的身体也会处于一种生气和愤怒的状态。那么你继续想一想，如果你的身体处于生气和愤怒的状态下，那么你的气血运行和状况会非常顺畅吗？答案显然是不可能的。

同样的道理，当你的内心非常的紧张和焦虑，那么你的身体会处于什么样的状态呢？很显然，也只能够处于一种紧张和焦虑的状态。当然了，同样的道理，处于紧张、焦虑状态当中的身体，其气血的运行状态也是不可能通畅和顺的。

《黄帝内经·素问·举痛论》中记载："余知百病生于气也。怒则气上，喜则气缓，悲则气消，恐则气下，寒则气收，炅则气泄，惊则气乱，劳则气耗，思则气结。"传统中医讲："怒伤肝，恐伤肾，忧伤肺，思伤脾，喜伤心。"养生专家，王凤仪老人则说："怨伤脾，恨伤心，恼伤肺，怒伤肝，烦伤肾。"

由此可见，不良的情绪会污染你的气和血。

而且，我们从中医经络学上来看，人体内的气血就好像是大自然当中的河流，"流水不腐"的道理相信大家都知道，人体气血的河流也同样是需要"流动"，简言之就是经络必须保持通畅。

当气血就好像是河流当中的河水一样运行有序，没有受到阻滞而流速非常平稳的时候，才可以让血液保持一种健康的状态。

如果水流遭遇到了拥堵，那么我们必须要去疏通河道，同样的道理，如果血流、气流阻滞，那么也必须清瘀，以便气血更加流畅。

中医上将人体免疫力，也就是人体的抗病能力称为"正气"。"正气"不仅可以防御"外邪"的侵犯，而且还能够与侵入人体的病邪进行激烈的斗争。"正气"的防御作用减弱，"外邪"就会非常容易侵入到机体，而致病，正所谓中医上面所说的"正气存内，邪不可干"，"邪之所凑，其气必虚"。

一个人的人体免疫力想要增强的话，一方面需要增强体质，也就是我们日常要经常进行体育锻炼，比如气功、太极拳、跑步、登山等运动，从而让我们的体质更加健康和旺盛，从而增强身体的抵抗能力；另外一方面，保持一个积极而乐观的情绪。俗话说"气生百病"。不良情绪就是致病的根源，既然如此，我们就需要在日常生活当中保持心情的平静，排除烦恼，千万不要过度的高兴或者悲伤、惊恐等，一系列不良情绪都会对人体的脏腑造成损伤。

性爱频繁，气血最易流失

性爱，这一词语对于很多人而言，特别是女性朋友，是一个非常敏感，而且很难为情的话题。由于有的时候，性爱和人体的肾脏有着非常密切的关系，因此当我把一些情况告诉给某些女性患者的时候，这些女性患者都会不好意思。

其实现如今，已经有很多人都意识到了，性爱绝对不是暂时的欢愉那么简单，因为它和人体的先天之本——肾有着密切的关系，因此它对于人体的气血和健康也将产生非常重要的影响。

有相关的研究表明，性生活不和谐，或者是已经属于大龄青年，但是却从来没有进行过性生活的女性，患有乳腺癌、乳腺增生的概率要比经历过性生活的女性高。

而且在《三元延寿参赞书》中说：“男女居室，人之大伦，独阳不生，独阴不成，人道有不可废者”。由此可见，性爱这也是一项必不可少的养生之道。

当然了，这里说的性爱是要适度，如果纵欲过度肯定也是不行的。孙思邈说：“恣意情欲，则命同朝霞也。”肾是先天之本，它具有孕育生命、培养五脏的作用。肾藏精，精是气血生化的重要原料之一。假如一个人纵欲过度，那么他的肾精就会大量外泻，这样就造成了肾精虚的状况。而一旦精虚，人体的气和血生化无源，自然就会出现气虚和阴血虚的症状，从而还将伤害到其他的各个脏腑，导致早衰或短寿。

因此，中医认为“房中之事，能生人，能煞人。譬如水火，知用之者，可以养生；不能用之者，立可尸之矣。”也就是说，性生活有好的一方面，也有坏的一方面。男性就好像是火，而女性则好像是水，水和火之间如果不交融，那么情况必然是阳者更阳，阴者更阴，也是不能够达到阴阳平衡的状态的。可是如果纵欲过度，水和火过度交融，自然水就会被火耗干，火也会被水浇灭。

当然了，除了一个度的问题之外，错误的性爱方式也将会伤害到我们身体的气血，折损健康，从而打破人体的阴阳平衡的状态，也就是中医常说的“欲有所忌”“欲有所避”。

首先，我们来看一看性爱和四季的关系。

之所以我们把季节和性爱之间能扯上关系，就是因为季节是对人体阴阳气血状态的一个呈现。那么，如果是按照季节规律去进行性生活，就等于是促进了人体当中气血的阴阳平衡。

对于性的说法，民间多冠之以“春”字，比如人们常说“春梦”“春宵”等，由此可见，性在春季是最为旺盛的。

春季也是阳气开始生发的季节，我们人在此时也和万物一样，在生理上呈现伸展的特性，对于性的渴望也将和天气一样开始逐渐活跃起来，所以，我们也应该去顺应这个生发的个性，千万不要压抑性渴望，尽量让自己的身心保持一种愉悦的状态，但是千万不要过度。

到了夏季，阳气偏旺，因此这一季节我们对性的欲望也是相对较强的。在性生活方面应该随其所愿，让身体当中的阳气不要受到任何阻碍，顺畅地向外宣通发泄。但是，由于夏季炎热，耗气伤津，外邪非常容易入侵致病。而性生活又是一项剧烈的活动，因此在夏季，我们需要注意不要让阳气过于亢奋，在做到自我控制的同时，千万注意不要着凉。

《素问·四气调神大论》曾指出，秋天应该“使志安宁，以缓秋刑，收敛神气，使秋气平”。在秋季，养生需要注意的是修身养性，思绪宁静，保持平静，以适应秋燥。所以在性爱这方面，就必须要注意收敛节制，开始适当地减少性生活的次数，不要让身体当中的阳气过多地向外发泄，因为此时身体内的阳气将是你在冬季里抵挡严寒的重要物质。

到了冬季，大自然和人体自身的阳气都开始进入到了蛰藏的阶段，因此性生活也应该进行严格控制，尽量减少频率。《黄帝内经》中曾经提到：“冬不藏精，春必病温”，这句话的意思是说，如果冬季不注意收藏肾精，那么就会导致身体当中的精气过多地外泄，这样就容易气弱肾虚，那么到了第二年的春季，在万物开始生发的时节，身体自然就失去了抵挡病邪的能力。

除了季节和性爱有着密切的关系之外，情绪和性爱之间也是互相影响的。

我们都知道，情绪对于脏腑气血之间有着明显的调摄，除此之外，它还能够通过性爱对肾精起到一定的影响。因此中医认为，如果女性不愿意进行性生活，那么男性千万不要去强迫她。《三元延寿参赞书》说：“强力入房则精耗，精耗则肾伤，肾伤则髓气内枯，腰痛不能俯仰”，这句话说明在两性生活当中，如果不顾体力和情感，勉强行房将会给身体带来严重的伤害。

如果一个人肝火正盛，情致激动，那么在这个时候进行性生活的话，就会导致气血在不调的情况下又会有所耗损，等于是火上浇油，伤肝损脾。而且，一旦通过这样的性爱受孕，还会影响到胎儿的生长发育。

因此，为了避免没有达到性意愿和性兴奋就开始的性行为带来的伤害，所以性前戏就显得非常重要了。

《千金要方》就曾指出，在交合之前，“必须先徐徐嬉戏，使神和意感良久，自觉阳气渐盛，方可慎而交合”。

另外，除了季节和情绪需要注意之外，女性朋友还需要注意，千万不要在自己醉酒或者是爱人醉酒的情况下进行性生活。因为根据临床数据显示，月经不调、消渴等病，经常是与酒后性爱不当有一定关系。而且《三元延寿参赞书》曾经也说“大醉入房，气竭肝伤，……女子则月事衰微，恶血淹留”。

还有就是在病中和病后的康复阶段也不能够进行性生活。病，中医认为是伤元气的事情，人体在病中和病后，元气是非常虚弱的，如果这个时候硬撑着进行性生活，就会让人体的元气更加虚弱，难以复原，从而导致疾病不但不能够痊愈反而加重。比如，患有眼部疾病的人，如果疾病没痊愈就进行性生活，很有可能会导致失明；结核病、肝脏病、肾病等慢性病人在病未痊愈的情况下进行性生活，轻者病情加重，重者死亡。

总体而言，除了避开以上错误的性爱方式之外，我们还需要注意饮食，千万不要忘记饮食对身体的影响。

中医认为“性凉，多食损元阳、损房事”，经常吃寒凉的食品会导致肾阳不足，精少阴冷，因此不要多吃。另外，咸味入肾，适当的咸味是可以起到养肾的作用的，但是如果过量则能伤肾。

而一个人如果脾胃不好，那么食物就不能运化成精血，必然会出现精亏血少，体虚气弱，性欲减退等情况，因此，伤害脾胃的食物，特别是肥腻的食物要少吃，我建议大家多吃一些富有营养的清淡食品，比如蔬菜、豆类、粗粮、肝脏、禽蛋、鱼类、花生、芝麻等。

春夏伤阳，秋冬伤阴

在本书的第一章中，我就已经讲到了气血和阴阳之间的关系，因此，为了补气养血，就必须要时时刻刻注意平衡体内的阴阳，只有这样，我们身体当中的气血才能够平和顺畅，人体也才会健康。

我们之所以经常告诉大家要保持阴阳平衡，也就是说，在很多时候，阴和阳并不是平衡的，它们二者之间的关系也绝对不是静止和绝对的。原来，阴阳之性不仅存在于人体当中，而且在大自然当中，很多要素也是具有阴性和阳性的，而且还能够对我们人体的阴阳平衡状态产生极大的影响。比如春、夏、秋、冬四季，每一个季节都有不同的气候特点和阴阳属性，人类就必须根据季节的变化来做出适当的调整。天气寒冷了需要加衣，天气热了需要减衣，不仅是在穿着方面，在饮食方面也需要进行转变，从而适应自然，调节体内阴阳。如果我们和这种规律背道而驰，阴阳颠倒，那么身体当中的气血非常容易发生瘀滞或虚亏。

《素问·四气调神大论》中记载："春夏养阳，秋冬养阴，以从其根，故与万物沉浮于生长之门，逆其根，则代其本，坏其真矣"。这句话是说，春夏两季是人体养阳的最好时期，而秋冬两季则是身体养阴的最好时期，如果人们违背了这个规律，自然就会影响健康，引起一系列疾病。

可能大家还不太明白，如果是按照阴阳互补的原则，春夏则是万物生机勃勃，应该是阳气最旺的时候，人这个时候养阴才对，同样的逻辑思维，在秋冬季节，萧瑟凄冷，人体必须有了足够的阳气才能够抵挡严寒，应该养阳才对。

下面，我就为大家解释一下，中医上为什么讲究春夏养阳，秋冬养阴。

由于春夏季节，阳长阴消，特别是在夏季，是大自然的阳气最为旺盛的时期，正好因为春夏阳气最盛，所以，本来就阳虚的人是非常适合在这个季节养阳，而且可以收到比秋冬季节养阳更好的效果。与此同时，由于夏季属阳，阳主外，因此人容易出汗，而汗多又伤阳。再加上夏季气候炎热，人们经常吃凉性的食物，并且衣着单薄，所以身体内的环境是偏阴的，因此应该在夏季养阳。

同样的道理，秋冬季节适合养阴。主要是因为这两季是养阴的最佳时节，而且秋冬季节，人们经常会吃一些温热的补品，所以身体内的环境是偏阳偏热的，那么为了平衡阴阳气血，就应该注意养阴。

首先我们来看一下春夏如何养阳。想要让体内缓解与外界阴阳相一致，那么最好的办法就是多去接触大自然。春天是万物复苏、太阳日照时间逐渐增长的时期，在这个时期，人们也应该穿上宽松的衣服多到户外进行运动，享受一下灿烂的阳光，这样我们就顺应了体内阳气的生发，能够有效促进气机和畅，同时也可以让我们呼吸到充足的氧气。

春天养生还应该让我们的肢体得到舒展，调和气血，从而通达阳气，宣行瘀滞。我为大家推荐一种简单的办法，那就是梳头。《养生论》中记载：“春三月，每朝梳头一二百下。”而且现代研究也表明，经常梳头可以有效加强对头面的摩擦，疏通血脉，从而改善头部的血液循环，不仅让头发得到滋养，聪耳明目，而且还能够预防感冒，有效防止大脑老化，延缓脑衰老。

《素问·四气平调大论》中有这样一句话：“夜卧早起，广步于庭”，其实指的就是春季的作息规律。为了升发阳气，春季应该晚睡早起。而且需要特别注意的是，夏季虽然也应该晚睡早起，但是由于暑热难挡，为了防止身体中暑，还是应该选择在温度较低的清晨或者是傍晚外出活动。

到了春季，气温开始上涨，很多爱美的朋友都会换上了轻巧随意的衣服，即使到了夜间，也不太喜欢盖厚被子了，结果稍微一不注意，就发现着凉感冒了。其实，所谓的阳气也可以理解成为大家所说的“火力”，也就是我们人体新陈代谢的能力。如果火力不足，就会出现畏寒、肢冷等症状。而保暖也就成了养阳的重要方式之一。因此，即使稍微感到一些燥热，建议大家也不要着急脱下厚衣。

在夏季的时候，养阳和降暑之间也许会出现一些所谓的矛盾。其实，我们完全可以在饮食上多吃一些凉性的食物，比如黄瓜、西红柿、百合、丝瓜、西瓜、芹菜等蔬果，通过这些食物来化解身体当中的“夏火”，维持代谢平衡。但是需要提醒大家的是，千万不要贪凉，大吃冰镇的食物和冷饮一旦没有控制好量，必定会损伤阳气，伤害脾胃，导致食欲减退，甚至还会出现腹泻、腹胀等症。

下面我再来说一下秋冬养生的问题。实际上，秋冬养阴最关键的就是制燥。在秋冬季节，天气一般来说都是比较干燥的，当我们的身体被外邪侵袭之后，就会出现口鼻干燥、皮肤干涩，毛发不荣、大便干燥等状况。与此同时，我们为了抵御严寒，经常会吃一些热性的食物，这样就会让我们体内的环境更燥、更干。

除此之外，秋属收，冬属藏，而这里所要藏的就是人体的阴精，如果阴精充足，那么就能够为我们入冬之后的潜藏提供良好的物质基础。

对于养阴来说，最基本的要求就是要做到“早睡早起”。冬季气候寒冷，日照时间比较短，此时也是大自然阳气消退的表现。在这一时期应该早卧晚起，早睡以养人体的阳气，待日出后起床以养阴气。除此之外，还必须进行体育运动，但是在户外活动时要注意保温，不要出汗太多，以免阳气外散，又耗阴精。

在饮食方面，水为至阴之物，恰好又能够针对燥邪，因此一定要多喝水。当然，在平时也可以经常喝汤，多吃一些清热生津、养阴润肺的食物。比如泥鳅、鲥鱼、白鸭肉、芝麻、核桃、百合、糯米、蜂蜜、牛奶、花生等，对于身体的保养都具有非常好的帮助。

乱吃食物，损害五脏六腑

在我们每一个人的生活习惯当中，最简单、最常用、最不容易被人们忘记的，可能就要算是吃饭了，而这也是生化人体气血的最为根本的途径。

可是，就是这样一个非常简单的过程，我们很多人还是会弄错。原因非常明显，因为食物也是有针对性的，它适合这类人，自然就不会适合那一类人。比如患有糖尿病的人是不能够吃甜食的，但是低血压的人则可以适当吃一些甜食。

与人有着自己的气血和体质分类一样，食物也是有自己的个性，中医称为“四气”，即寒、凉、温、热四性。《本草纲目》中记载：“春食凉，夏食寒，以养阳；秋食温，冬食热，以养阴”。由此可见，食物四性在阴阳调和方面起着非常重要的作用。

寒凉性质的东西一般都是滋阴、降火清热的，主要是泻的功能，而对于温热的食物而言，一般都是温阳、去寒、补虚的作用。

同样的道理，我们人体当中也有四种区分，即寒、热、虚、实。因此，我们在选择食物的时候，就必须要选择可以和自己的体质相互补充的食物。

例如，一个人体质是寒性的，那么他可能会是四肢冰凉，闹肚子。所以这类体质的人是不能够吃凉性食物的，否则会导致体质更寒，症状更加严重，而应该选择温补类的食物，并且，在吃东西的时候也尽量避免生吃、冷吃，最好要“热不烫唇”。

同样的，经常面色发红的热体质者，主要表现是手足发热，便秘，所以在这个时候就不要再吃热性的东西了，而应该吃一些偏寒凉的东西，食物的温度也不要过高，这样才能够中和体内的燥热之气。

虚性体质有阴虚、阳虚、气虚和血虚等不同类型。阴虚体质者应该注重滋阴润燥，建议多吃一些凉性食物，少吃热性食物。阳虚体质者主要表现是四肢冰凉，因此应该常食温补阳气类食品，比如韭菜，羊肉，虾，胡桃肉，杜仲等。如果是实性体质，饮食则应该选择萝卜、芹菜、苦瓜、杏仁等具有清泻作用的食物，而且这类食物往往都是凉性的。

另外，我们还必须要了解食物的归经和五蹀之气，只有这样才能够真正会吃。其实，我早在前面就已经提到了“归经”，那么到底什么是归经呢？简单而言，赤小豆、西瓜等都归于心经，具有养心安神的功效。而白萝卜、胡萝卜、芹菜、生姜、大葱等归肺经，能够益肺解表。小米、大米等归于脾经，具有健脾益胃的功效。西红柿、樱桃等归肝经，对于肝脏非常有好处。桑葚、黑芝麻、枸杞子等归肾经，对于肾脏有一定的帮助。

相信看到这里，你就明白了，所谓的归经，其实就是指食物在进入人体之后的去向，换句话说，就是食物到底对哪一个脏器起到了作用。

那么，食物归哪一经，到底是由什么决定的呢？答案是味道。当然，在这里就要涉及食物的五味，即酸、甜、苦、辣、咸。而这五味也分别对应了五个脏腑。

酸入肝经，吃酸味的食品可以有效增强肝脏的功能，而且还能够提高钙、磷等元素的吸收。酸具有解毒、收涩、固涩的作用，非常适合虚证多汗、泄泻、尿频、遗精等症。

除此之外，适当的酸味饮食还可以起到促进食欲、健脾开胃的功效。但是需要提醒大家的是，酸味食品千万不要在春季吃，由于春季是肝气最盛的时候，在这个时候你还去补它，很容易导致肝气过旺。

甜入脾经，具有甘甜味道的食品有补益、和中气、缓急的作用，而且还能够补养气血、调和脾胃、缓解疼痛、解除毒素等。当我们的脾胃出现了问题，比如大便稀溏、消化不良等，就可以多吃一些甜味的食物。因为脾主肌肉，脾虚，气血生化不利，肌肉就没有办法得到补养，那么就很可能会出现四肢无力的症状。相信很多人都有过这样的感觉，就是在自己体力不支，或者是肚子很饿的时候，只需要吃一块糖，或者是一块巧克力，就可以让身体重新恢复能量。

苦入心经，中医认为，夏季要多吃一些苦味的东西，因为苦味的食物具有清热解毒、泻火通便、益肾利尿的作用，夏季属火，这个时候心阳太盛，非常容易耗伤心血，心火上窜，因此，我们在夏季是非常容易出现头晕目眩、心悸等，而这些都是因为心阴虚所致的。而苦味的食物可以去火，并且恰好对应着心脏。

辣入肺经，具有发散、行气、活血、祛风散寒、解表止痛的作用。而且对于气血阻滞、腹部清冷等病症具有非常好的调节作用，我发现很多女性有因为气滞血瘀而导致的月经不调、经痛等，这个时候就可以多吃一些辣味食物，症状会得到明显的缓解。

咸入肾经，具有软坚、散结、泻下的作用，特别是对于燥气，以及气机郁结导致的便秘效果显著。而且在夏季人体出汗过多，或者是在呕吐、腹泻之后适当饮用一些淡盐水，都可以有效预防体内微量元素的缺乏。

既然五味都已经有了归经，自然也就存在着和五脏之间的排斥作用。我们在选择食物的时候，必须要避开对自己有害的食物。

《灵枢·五味篇》强调“五禁：肝病禁辛，心病禁咸，脾病禁酸，肾病禁甘，肺病禁苦”，这句话的意思是说，肝脏不好的人要少吃辛辣之物，心脏不好的人不能吃得太咸，脾胃不好的人不能吃酸味食品，肾功能不完善的人不要吃甜食，肺脏上有病的患者不要吃苦味的食物。

其实，关于食物的学问非常多，例如，食物的五色对于五脏也有着影响，白色食物利肺，黑色食物利肾，红色食物利心，黄色食物利脾，青色食物利肝等。

总而言之，食物和药物一样，都能够决定人的身体健康与否，因此也才有了“药补不如食补”的说法，所以，我们切忌胡乱饮食，以免进一步伤害五脏。

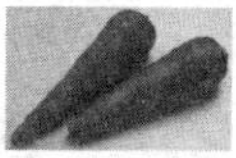

第十章

药补不如食补，补气养血的几种食物

山药：其貌不扬的补气功臣

栗子：干果之王，补气补血双管齐下

菠菜：春季养肝的蔬菜之王

蜂蜜：口感甜美的益气食物

红薯：益气通便好帮手

胡萝卜：能补血的“小人参”

当归：妇科补足气血的圣药

山药：其貌不扬的补气功臣

在《药品化义》一书中记载："山药，温补而不骤，微香而不燥，循循有调肺之功，治肺虚久嗽，何其稳当。因其味甘气香，用之助脾，治脾虚腹泻，怠惰嗜卧，四肢困倦。"

其实，山药对于我们每一个人来说并不陌生，它那灰色的身体上长着一些看起来并不可爱的斑点，如果从观赏的角度看，绝对没有什么突出的地方。但是，山药的美味和营养价值我们却不能够小视。

记得在我的记忆里，很多人并不知道山药的很多功效，也没有把它用于菜肴上面。所以，在很早之前，人们对于山药最直观的印象就是做成山药糖葫芦。到了后来，我开始学医，逐渐接触到了《本草纲目》，才明白山药的身上有很多的药用价值，特别是对于女性有非常好的气血补养作用。

曾经有人问我，什么食物能够保养皮肤，不起皱纹，而且还能够抗衰老，我当时立即就想到了山药。

山药，性平，味甘，质厚，入脾、肺、肾三经，因此对于这些脏器具有非常好的保养作用，所以我说，能够同时补养这三者的食物真的是不多见的。一般情况下，补肾的药和食物通常味厚，难以消化，所以说补肾的过程，实际上也是一个伤害脾胃的过程。

当一个人的脾胃虚了之后，那么对于药物和食物的消化能力就会减弱，那么一些没有消化完成的东西就会在我们的身体内转变成为了垃圾和毒素。

我们再来看看肝，肝经常出现的问题就是肝血虚，肝火盛，因此，补肝的药物和食物通常性质寒凉，因为只有这样才能够起到清热解毒、滋阴降火的功效，但是反之，寒凉的食物也是最容易伤害脾胃的，所以，补肝久了，脾胃就会容易出现问题。

但是难能可贵的是，对于这种看上去二者不能够相容的三个脏器，山药都能够兼顾，而且还不会对任何一个脏器造成伤害。因此，《本草纲目》中说山药是“补虚羸，除寒热、邪气，补中、益气力、长肌肉、强阳、益肾气、健脾胃、止泻痢、化痰涎、润皮毛。”由此可见，山药的滋补性非常强，但是又不会和其他绝大多数食物一样，仅仅只是偏重一项，比如说，有的食物要么滋阴，要么益气。但是山药却能够起到的是阴阳双补的作用，既能补阴，又能补气，正所谓“补气而不壅滞上火，补阴而不助湿滋腻”，真是非常难得。

既然山药能够双补阴阳，兼顾三脏，那么它到底能够治疗哪些疾病呢？在《药品化义》中有这样一段话：“山药，温补而不骤，微香而不燥，循循有调肺之功，治肺虚久嗽，何其稳当。因其味甘气香，用之助脾，治脾虚腹泻，怠惰嗜卧，四肢困倦。又取其甘则补阳，以能补中益气，温养肌肉，为肺脾二脏要药。土旺生金，金盛生水，功用相仍，故六味丸中用之治肾虚腰痛，滑精梦遗，虚怯阳痿。但性缓力微，剂宜倍用。”

之前我也提到过，肺是娇脏，是比较容易出现问题的，不管是因为一时的着凉，还是因为大病造成的体虚，都免不了会出现咳嗽、气喘等症状。特别是到了秋冬季节，气候干燥，肺更容易被外邪侵袭，因此，在秋冬的养生原则就是制燥，而山药就能够起到非常好的滋阴润肺的作用。

而脾，是生化之源，脾胃一旦出现了问题，气血的生成就可能会遇到障碍。相信我们大家曾经都有过这样的体验，就是在天气或者是季节发生转变的时候，脾胃是最容易发生问题的。我举个例子来说，从冬到春，脾胃在经过了一个冬季之后，自然会变得虚弱，我们也会出现食欲不振、大便稀溏、肢体倦怠等症状。而在这个时候，你如果用山药和薏米一起熬成粥来喝，不仅可以治疗这些病症，而且还能够从根本上调养脾脏，并且粥类物质和其他食物相比，更容易被运化成为气血。

肝脏主春，也就是说在春季是肝火最盛的时候，因此，对于很多女性朋友来说，到了春天，就感觉自己的皮肤变干燥了，头发也枯槁了，甚至还会口舌生疮，脸上长痤疮等，其实所有的这些症状都是因为肝火太盛耗伤了体内的阴血所致。因此，春季必须要补血。而想要有效缓解皮肤和头发的干燥状况，那么就可以多吃一些山药。

关于山药对于肾脏的滋补作用，《药品化义》里说山药能补阳，而且它对于遗精等肾虚之症也有很好的疗效。当然，这些说的都是男性的情况。而对于女性来说，肾虚引起的症状除了尿频之外，还包括月经方面的问题，因此，山药对于女性经血的调整也有着显著的作用。

不仅如此，现代医学也已经证明，山药还能够预防心血管系统的脂肪沉积，保持血管的弹性，有效防止动脉粥样硬化，减少皮下脂肪沉积。所以，对于爱美的女性来说，山药是防病和美容的好帮手。下面我就为大家介绍一些山药的做法：

一、山药红豆汤

原料：山药 50 克，红豆 50 克，小汤圆 50 克。

做法：

（1）把山药削皮洗净，切成块状备用；

（2）大火煮开之前先浸泡好一小时的红豆，接着熄火焖约一小时；

（3）放入山药块，等到汤滚之后再加入红糖和小颗汤圆，水再开时食用即可。

功效：有效改善气血不足，尤其是对于女性生理期的贫血症状效果明显。

二、山药药膳汤

原料：山药 5 克，玉竹 10 克，麦冬 10 克，枸杞子 5 克，鸽子 1 只。

做法：

（1）先把氽过的鸽子肉放入锅中煎炒，之后放入高汤；

（2）高汤煮沸之后将肉捞至汤罐中，再把洗干净的药料放入锅中；

（3）煮熟之后将汤倒进罐中，文火煮 9 分钟；

（4）出锅之前放入盐、味精、鸡精等调味料。

功效：治疗肾虚、体弱，适用于肾虚导致的夜尿频多、腰酸腿疼等症。

栗子：干果之王，补气补血双管齐下

中国人在吃的方面所讲究的是色、香、味俱全，并且还要具有非常高的营养价值。说起来，我国民间流传已久的小吃还是很多的，大家熟知的有天津狗不理包子、北京的烤鸭、南京的鸭血粉丝汤等，这些都已经成了当地有名的招牌菜肴。糖炒栗子，相信大家也绝对不会陌生。不管是在南方还是北方，我们都可以吃到。

关于糖炒栗子还有这样一个传说。曾经有一位契丹的皇帝非常喜欢吃糖炒栗子，为此他还专门修建了一个栗园，之后就让一个名叫肖韩的家奴为他炒栗子。这个肖韩的厨艺非常的不错，于是皇帝就向他询问炒栗子的诀窍。

原来，栗子的个头有的大，有的小，如果是放在一起炒，那么要么大个的熟不了，要么就是小个的炒煳了，很难能够火候一致。

于是，肖韩就把大小栗子分开来炒，这样才保证了每一颗栗子都能够恰到火候，味道香甜。

实际上，糖炒栗子还是比较简单的吃法，除此之外，栗子还能够做成栗子羹、栗子糕等点心，栗子鸡丁、栗子炖肉、红烧栗子鸡、清甜栗子汤等菜肴，更是人们百吃不厌的美味。

栗子，又名“板栗”“毛栗”。性温，味甘。从古至今都被看成是滋补养生的佳品。《礼记》中记载：“子事父母，……妇事舅姑，……枣、栗、饴、蜜以甘之。”这句话的意思是说，子女要孝敬父母，媳妇要孝敬公婆，都必须要把甘甜的大枣和栗子拿出来。由此我们也可以看出，早在古代，人们的心目当中栗子和枣子就是非常有价值和珍贵的食品了。

栗子入脾、胃、肾三经，因此，栗子的药效也就是针对这三个脏腑存在的。《玉楸药解》说“栗子，补中益气，气虚益馁，培土实脾，诸物莫逮。”《食物本草》说“主益气，厚肠胃”等，这些都为我们介绍了栗子补养脾胃的作用。

当然了，除此之外，栗子对于脾胃虚弱所引起的呕吐、腹泻也具有一定的改善功效。但是栗子如果食用过多，就会出现消化不良，因此大家一次性千万不要吃得太多，不然的话以免伤害脾胃，出现腹痛、腹胀等症状。除此之外，在咀嚼栗子的时候，千万不要囫囵吞下，一定要慢慢地咀嚼成浆，之后再一点一点地咽下去。

栗子还具有和血的功能，最早出现于《滇南本草》，书中记载栗子是“生吃止吐血、衄血、便血，一切血症俱可用。”因此，它与外伤骨折、瘀血肿疼、皮肤生疮、筋骨疼痛等症都具有一定的疗效，与此同时，由于栗子具有活血、益气的功效，因此还能够有效预防高血压、血管动脉硬化等疾病。

栗子补肾的功效在很多医药典籍当中也能够找到依据。比如《千金要方》中就有记载：“栗，肾之果。肾病宜食之。”

而肾在四季当中所对应的是冬季，冬季主藏性，也就说恰好符合肾藏精的特性，因此在冬季养肾就能够收到事半功倍的效果。

除此之外，五色当中，肾对应的是黑色，黑色则包含了所有一切深颜色的东西，自然栗子也包括在内。因此，由于肾虚所引起的腰酸腿疼、夜尿频多、月经不调等症，则可以通过多吃栗子得到有效缓解。

再因为肾主骨，因此，经常食用栗子还能够有效维持牙齿和骨骼的正常功能，预防骨质疏松、筋骨疼痛等症状，减缓人体的衰老速度。

但是在此我需要提醒大家的是，由于栗子富含丰富的碳水化合物，因此糖尿病人和肥胖患者千万不能够食用太多。

在此，为大家推荐以下两款补气补血的菜谱：

一、红枣煲栗子

原料：干枣6枚，鲜栗子100克，松子仁30克，冰糖5克，生粉适量。

做法：

(1) 红枣洗净，去核，放入锅中，加入适量的清水，与冰糖共熬成红枣糖水；

(2) 将栗子用开水略煮，以剥去皮壳，洗净之后放入少许清水煮；

(3) 把煮好的栗子放入搅拌机中，加入适量清水搅碎成栗子浆；

(4) 将栗子浆放入煮成的红枣糖水中，使用慢火煮匀；在汤滚起的时候，加入适量的生粉搅拌成露状；

(5) 上碗的时候撒上少许松子即成。

功效：具有气血双补，健脾开胃，益气通便的功效。

二、栗子炖猪肉

原料：栗子100克，猪肉250克，蒜片、姜片、糖、葱段等适量。

做法：

(1) 将猪肉放入开水中煮15分钟，取起洗净，切厚片；

(2) 起油锅，下栗子爆炒片刻；

(3) 再放入猪肉、蒜、姜爆香，加入调料和栗子煮滚，慢火焖熟烂，放糖搅匀，焖片刻，下葱上盘即可。

功效：具有补肾强筋，健脾益气的功效。

菠菜：春季养肝的蔬菜之王

关于菠菜，有着很多有趣的传说。据说乞丐皇帝朱元璋曾经就喝过“珍珠翡翠白玉汤”，而这里面放的就是很多的烂菠菜。也许大家还听说过，菠菜还有一个非常动听的名字，叫“红嘴绿鹦哥”。而这一名字的雅称则和乾隆皇帝有关系。

据说有一次，乾隆皇帝微服南巡，已经欣赏了一天的美景，傍晚时分的时候感觉肚子饿了，此时就来到了一家农家，讨口饭充饥。

女主人自然不知道这就是当今的皇帝，所以也就没有去准备什么丰盛的饭菜，就是把锅里面的剩饭加水熬成了稀饭，之后又炒上了一盘菠菜端上。

乾隆此时早已经饿得两眼发黑了，看见了饭菜，狼吞虎咽地吃了起来，并且还感觉这饭菜的味道简直比御膳好多了。于是乾隆边吃边问："这盘子菜到底叫什么名字啊？"农妇听了，一时半会儿也没有想出好的菜名，这不就是一盘炒菠菜，还有什么雅名呢？但是她又一想：这位爷看上去身份尊贵，肯定也是大户人家的出身，不能让他小瞧了我们，于是她看了看绿色的菠菜和红色的菠菜根，随口说道："这个菜名叫'红嘴绿鹦哥'"。

后来，等乾隆回宫之后，就命御厨们做这道"红嘴绿鹦哥"，但是却怎么也吃不出当年的美味了。

其实，从菠菜的营养价值来说，完全能够称得上是蔬菜中的"皇帝"，而且古阿拉伯人就称它为"蔬菜之王"。

菠菜性凉，味甘，入大肠和胃经。所以，它具有润肠通便，清热去火的功效，患有便秘和痔疮的朋友建议多吃菠菜，对于预防舌炎、唇炎、口角溃疡、皮炎、阴囊炎等疾病有一定的效果。

另外，关于菠菜对于人体气血的补养作用，在《陆川本草》当中有记载："人血分。生血、活血、止血、祛瘀。"而在《本草纲目》中也说："通血脉，开胸膈，下气调中，止渴润燥，根尤良"。换句话说，菠菜有活血行气的功效，而且还能够制火润燥，尤其是菠菜根，这方面效果更加明显一些。

那么，为什么菠菜具有养肝的作用呢？

我们大家都知道，肝很容易发生燥证，经常表现为肝血不足，或者是肝火过盛。由于菠菜性凉，可以润燥，因此能够很好地清除肝内当中的邪火，滋养阴血。不仅如此，肝气太盛，经常会表现出郁结，而这与菠菜下气的功能刚好相互对应。

虽然菠菜一年四季都有，但是春天出产的小菠菜则是养生价值最高的。而且，春季又正好是肝火旺急的季节，正好需要滋阴养肝。

在五色当中，肝对应的是绿色，换句话说，绿色的食物也就特别能养肝。所以，菠菜能生血、行气、润燥、养肝，因此建议大家在春季多吃一些蔬菜，这样不仅能够平息你难以控制的暴躁脾气，而且还能够有效改善因为肝血虚损而出现的脸色发白、皮肤干燥、视力下降，以及因为肝火过盛而引起的口干舌燥、双眼上火发红、痤疮、便秘等病症。

除此之外，菠菜还具有止血的作用。我就在前不久，不小心在切菜的时候弄伤了手，当时外面下着大雨，根本没有办法去医院，而且伤口很深，流血很多，没有办法，我简单地包扎了一下，心想明天一大早再去医院。于是就赶紧吃饭。我记得非常清楚，当天晚上我做了菠菜汤，而且还放了很多的菠菜。当我吃完饭之后，到了晚上准备上床睡觉的时候，惊奇地发现，受伤的手指头已经不流血了。

原来，菠菜有生血的功能，而且其中还富含有了丰富的铁元素，所以它对于缺铁性贫血、坏血症、便血也具有很好的帮助。菠菜当中所含有的微量元素，能够有效促进人体的新陈代谢，增进身体健康。

通过临床发现，大量食用菠菜，还可以有效降低中风的发病率。而且，菠菜的美容效果也非常显著。据说在很早的时候，在我国民间，就经常有人用菠菜汁洗脸，可以清洁皮肤毛孔，减少皱纹及色素斑，保持脸部皮肤的光洁。

下面，我为大家推荐两款养肝的菜谱：

一、养肝菠菜粥

原料：菠菜100克，粳米50克。

做法：

（1）菠菜洗净，在沸水中烫一下，切段；

（2）粳米淘净置铝锅内，加水适量；煎熬至粳米熟的时候将菠菜放入粥中，继续煎熬至成粥时停火；

（3）放入食盐、味精搅拌均与即可。

功效：对于由于肝阴不足引起的面色萎黄、高血压、大便干燥、头痛目眩、贫血、糖尿病等症状有很好的预防作用。经常适量服食，还可以养血止血、敛阴润燥、驻颜悦色。

二、鸡汤三鲜菠菜

原料：菠菜200克，鸡肉片100克，虾仁50克，海参1条。

做法：

（1）把鸡肉片、虾仁用食盐、料酒、生粉、胡椒粉上足浆，放入热水锅当中打焯成熟；

（2）炒锅里面加入鲜汤和调料，开锅后把菠菜煮熟捞出，控净余汤装盘；

（3）炒锅加底油，放入葱、姜炝锅，放入鲜汤、调料和虾仁、鸡肉片、海参；

(4) 开锅之后进行调味，淋在菠菜上面即可。

功效：具有滋阴、养血、清热、祛火的作用。

蜂蜜：口感甜美的益气食物

根据传说，在西方的某个部落一直都有抢婚的风俗，而且当地的年轻小伙子为了避免其他人把新娘抢走，于是就会在婚礼举行完之后快速逃离，去一个人烟稀少的小岛上面过上一个月的时光。

等到一个月之后，按照当地的风俗，其他的人就不能够再去抢婚了，这个时候小夫妻两人就能够顺利回到家乡。也许有人会问了，在这个小岛上面，既没有人，也没有各种饭店和旅馆，那么在这一个月的时间当中，夫妻二人依靠什么东西来维持生存呢？其实就是大家常见的蜂蜜。到了后来，人们又把结婚之后的第一个月统一称之为蜜月。

其实，不仅仅是外国人把蜂蜜看成是甜蜜和幸福的象征，就在我们中国人的印象当中，蜂蜜一直以来都是补养身体的佳品。而且，蜂蜜更是老少皆宜的食品。

对于孩子而言，甜甜的、凉凉的、黏黏的口感是多么的美味。当我们说起蜂蜜在日常生活中的应用，相信绝大多数人都是用其来冲水喝的。不管是用于滋补身体也好，还是润燥通便也罢，总之蜂蜜都可以派上用场。但是蜂蜜到底有哪些疗效呢，下面我就来为大家详细介绍。

正如我们的舌头感觉的那样，蜂蜜味道甘美，性平和，入脾、肺、大肠经。《神农本草经》中说蜂蜜“安五脏，益气补中，止痛解毒，除百病，和百药，久服轻身延年。”《本草纲目》中说它“和营卫，润脏腑，通三焦，调脾胃。”

五味之中，甜入脾，换句话说，口感甜美的东西，往往就能够起到补养脾脏的作用。而且我们经常说，脾是人体的后天之本，因为它担负着摄入水谷果蔬生化血液的责任，因此，如果一个人的脾气虚了，那么他的吸收水谷的功能也就变弱了，这样一来人体的气血供应就无法得到保障，而蜂蜜恰好可以起到补养脾脏的作用。特别是对于患有胃十二指肠溃疡的人，只要经常饮用蜂蜜，则可以起到非常好的辅助治疗作用。

肺也是非常脆弱的脏器，并且很容易被燥邪所伤。而蜂蜜的质地滋润，具有滋养五脏、调和营卫二气的功能，因此，对于在秋天肺燥所引起的咳嗽、感冒，以及抵抗力下降等问题都具有非常好的预防和调理功效。只要肺部有内热，那么最常引起的就是鼻炎，鼻窦炎、支气管炎、咽炎和气喘等，所以，有这些疾病的患者也应该经常饮用蜂蜜。

在我国民间，一直流传着一个润秋燥的方子，就是把盐水和蜂蜜搭配使用。因为这二者从中医上讲是具有互补作用的。

蜂蜜当中的钾含量比较高，有利于排出体内多余的钠，特别是在每天早晨起床之后空腹喝一杯淡盐水，更有利于降火益肾、保持大便通畅、改善肠胃的消化吸收功能。而在每天睡觉之前取蜂蜜 10 ~20 毫升，用温开水调服，不仅能够健脾和胃、补益气血，还具有镇静、安神、消除烦恼的作用。

当然了，需要提醒大家的是，喝盐水和蜂蜜的时候必须要注意：盐中含有大量的钠，过量之后非常容易引起血压升高。所以，盐水的浓度必须要低，100毫升水中食盐含量最好控制在0.9克之内。如果是急性肾炎、肝硬化腹水、水肿患者，那么最好不要食用淡盐水，可以用凉白开代替，这样可以避免加重肾脏和心脏的负担。

大肠属于六腑当中排泄粪便的器官，但是因为天气干燥，或者是有一些人的体质属于血亏血虚、津液耗竭、气机郁滞、容易上火的类型，那么就会导致大肠缺少阴血津液的滋养，非常容易导致便秘。因此，很多受便秘困扰的人知道多喝一些蜂蜜水症状就能够得到缓解，依据就是蜂蜜的润燥滑肠的功能。

曾经有一位病人找到我开泻药，希望能够帮助他治疗便秘。我出于对病人健康负责的态度，没有给他开泻药。我诊断之后发现他是属于阴虚火燥所导致的便秘，并且他自己在平时喜欢吃辛辣的食物，于是我告诉他回家之后用白萝卜蘸蜂蜜生吃。

果然，没过几天，他就告诉我，他积攒了很多天的宿便已经全部排出了，现在身体感觉非常的轻松。其实不仅如此，对于脾胃虚弱、牙口不好的老人而言，咀嚼不动萝卜则可以使用香蕉肉蘸蜂蜜吃，也可以收到同样的效果。

除此之外，蜂蜜还具有非常好的清热解毒功效，它对多种细菌都具有非常强的抑制作用。如果我们的身体某处存在出血、发炎等情况，那么就可以把蜂蜜涂在伤口上，可消炎、止痛、止血，促进伤口尽快愈合。不仅如此，蜂蜜还具有催眠和治疗神经衰弱的功能，如果是经常失眠的朋友，在每天睡觉之前喝一杯热蜂蜜水，则可以帮你迅速平稳情绪，尽快进入甜美的梦乡。

下面，我为大家介绍两种相关菜谱：

一、白萝卜蜂蜜盅

原料：白萝卜100克，蜂蜜、枸杞子各适量。

做法：

（1）白萝卜去头尾，刨去外皮，切成3厘米左右的段；枸杞子使用清水浸泡；

（2）在每段白萝卜上切成0.5厘米的厚片作盖子，之后在白萝卜中间挖一个洞，做成萝卜盅的形状，需要注意的是，不要挖穿萝卜盅的底部，不然的话就会灌入蜂蜜的时候，出现渗漏情况；

（3）把萝卜盅摆放到盘中，之后再往萝卜洞里面放入蜂蜜和枸杞子；

（4）给白萝卜盅分别盖盖，使用保鲜膜封紧盘子，在放入锅内加盖大火隔水清蒸一小时即可。

功效：治疗冬季干咳，缓解便秘。

二、蜂蜜牛奶饮

原料：蜂蜜50毫升，牛奶50毫升，黑芝麻25克。

做法：黑芝麻捣烂，与蜂蜜、牛奶调和即可。

功效：对于产后血虚、肠燥便秘、面色萎黄、皮肤不润等症具有非常好的改善作用。

红薯：益气通便好帮手

关于红薯，老人们总是有着很多的话题。特别是在当时遭遇了自然灾害的时候，一村子的人长途跋涉开始讨饭，最后得到的食物经常是红薯。由于没有足够的粮食，在当时甚至还需要拿红薯的叶子晒干、磨面，之后再蒸馍馍吃。

实际上，红薯和红薯叶子确实有非常好的保健作用。我们就先拿红薯的叶子来说，它所含的矿物质和维生素都要高于其他的蔬菜，而且其中所含有的胡萝卜素更是超过了胡萝卜。红薯叶子具有降血糖、治夜盲、解毒、止血、通便、保护视力的作用，不仅如此，还能够起到护肤养颜、延缓衰老的作用。

在亚洲的蔬菜研究中心，甚至把红薯叶称为“蔬菜皇后”。当然了，在我国，现在已经很少有人会去吃这个东西了，很多农民也都会把红薯叶扔在地里，或者是用于家禽家畜的饲料。实际上，这对于我们而言，实在是营养上的不小损失。

记得有一次，我曾经的病人特地从他们老家给我带来了一些红薯叶，我把它们开水焯过之后放了调料凉拌，简直是色香味俱佳。如果你时间、精力都有的话，不妨尝试一番。

当然了，红薯叶营养价值再高，也绝对不能够喧宾夺主，下面我主要介绍一下红薯。红薯，原产于美洲，是在明朝的时候才被引入中国，又称“白薯”“甘薯”“地瓜”“山芋”等。它性温，味甘，入脾、肾两经，具有健胃益气、滑肠通便等作用。

在《中华本草》当中说它可以“补中和血、益气生津、宽肠胃、通便秘。主治脾虚水肿、疮疡肿毒、肠燥便秘。”而在《本草纲目》当中也记载红薯具有“补虚乏，益气力，健脾胃，强肾阴”的功效，“红薯蒸、切、晒、收，充作粮食，称为薯粮，使人长寿少病”。

由于红薯性温和，而且还能够健脾益气，因此滋补的功效非常显著。只要是脾虚引起的消化不良、气血两虚、四肢无力等症状都可以通过进食红薯得到缓解。

女性由于血虚或者是气滞引起的月经不调、痛经、经血量少质稀等症状也可以多吃一些红薯，这样就能够起到非常好的补气和血的作用，有效缓解以上症状。而到了寒冷的冬季，我们适当多吃一些红薯，不仅可以御寒，还能够防病。

至于红薯对便秘的治疗作用，相信很多人也会有深刻的体会。便秘的原因一般就是两种，气滞或者气虚，导致胃肠活动变得缓慢。

而红薯不仅可以补气，并且含有大量的膳食纤维，可以有效刺激肠道，帮助粪便顺利排出。

据说乾隆皇帝在晚年的时候就患上了习惯性便秘，太医们想了很多办法，但是都没有收到任何效果。结果有一天，乾隆皇帝偶然吃了一次烤红薯，感觉味道不错，于是就整天想着吃烤红薯。而且让他没有想到的是，在吃了一段时间之后，他的便秘情况居然不药而愈了。乾隆当时非常的高兴，顺口夸赞说：“好一个红薯！功胜人参！”据说这就是红薯被后人称作“土人参”的由来。

特别是在最近几年，更是不断有关于红薯药用价值的研究成果被发现，例如，红薯对于心脏和血管具有非常好的调节作用，能够有效预防心血管疾病，保持身体的血压正常；有助于控制血糖、预防肺气肿，而且还能够抑制肌肤老化，保持肌肤弹性等。而且红薯和很多水果、绿色蔬菜都是一样的，属于碱性，也有利于人体的酸碱平衡。

下面，我为大家推荐两款与红薯有关的食疗菜谱：

一、红薯蒸饭

原料：红薯200克，粳米500克。

做法：

(1) 把红薯去皮洗净，切成细丝备用；

(2) 粳米清洗干净，和红薯丝与水放入电锅当中，并且在锅中放入1碗水，蒸熟之后食用。

功效：具有健脾补气，有效改善身体虚弱症状、通便、增强肾功能的作用。

二、红薯粥

原料：红薯200克，粟米50克。

做法：

(1) 把红薯清洗干净，上笼蒸熟，去皮，并且切成1厘米左右的丁；

(2) 把米淘洗干净，放入锅中加入适量的清水，以武火煮沸，再以文火继续煮；

(3) 等到米快要熟烂的时候，放入红薯丁一同煮烂成粥。

功效：对于便无力、秘结，口干欲饮、视物昏花、夜盲等症具有非常好的疗效。

胡萝卜：能补血的"小人参"

我们把白萝卜和胡萝卜放在一起比较，也许就会感觉胡萝卜的样子看起来是那么的让人喜爱。胡萝卜那小巧的形状，橘黄色或者红色的身体，不管是放在蔬菜堆里，还是切成丁、剁成丝摆在盘子里，让人看了都大有食欲。也难怪越来越多的厨师们都喜欢把萝卜加工成为各种花朵或者是其他可爱的造型。

当然了，胡萝卜除了美观之外，营养价值也是非常高的，它具有良好的补血作用和健脾行气的功能，因此也让胡萝卜成了家常菜当中的中药材，更是获得了"小人参"的美誉。

胡萝卜，性凉，入肝、肺、脾、胃经。在《本草纲目》中记载："甘，辛，微温，无毒。下气补中，利胸膈肠胃，安五脏，令人健食，有益无损"。由于胡萝卜能够补血养肝，因此常用它来治疗肝血虚亏、营养不良。女性血亏、血虚或者是气滞血瘀，都可以适当食用一些胡萝卜。

相信大家听说过这样的一个笑话，说：“大夫，我最近视力下降越来越厉害了，你说我应该吃点什么药好呢？”医生丝毫没有犹豫，脱口而出：“视力下降吃胡萝卜吧！”病人听完之后非常疑惑：“你确信胡萝卜对我的眼睛有好处？”医生这个时候头也没有抬，非常不耐烦地说：“你这不是废话吗？兔子爱吃胡萝卜，你什么时候看见兔子戴近视眼镜了？”

这则笑话其实说的还是有一定道理的，胡萝卜也真的能够保护视力。从胡萝卜的成分上来说，胡萝卜当中所含有的胡萝卜素的量大约是土豆的360倍、芹菜的36倍、苹果的45倍、柑橘的23倍，而其所富含的胡萝卜素更是维持视力所不能够缺少的元素。

眼睛视力下降则主要是因为我们身体当中的维生素A的匮乏，而胡萝卜素则可以有效转化为维生素A，从而起到保护视力的作用。

从中医角度来说，肝开窍于目，因此眼睛出现了问题，也就代表了肝功能不好。肝藏血，所以肝的问题又主要是肝血的虚亏。胡萝卜可以补血，因此能够养肝。不仅如此，维生素A匮乏也会引起癌症。经常食用胡萝卜不仅能够大大提高机体的免疫力，有效降低癌症的发病率，甚至对于已经转化的癌细胞也能够起到阻止其发展或者是使其逆转的作用。

除此之外，胡萝卜对于性功能低下也有着很好的补肾作用。据说罗马皇帝卡利古拉常常摆“胡萝卜”筵，因为他坚信胡萝卜的催情作用说，而且，由于胡萝卜性微凉，能下气补中，清热解毒，因此，对于一些肠胃疾病，比如脾虚食滞、消化不良、脘腹胀满、便秘、痢疾等疾病都可以起到明显的改善功效。

除了保健作用之外，女性朋友还应该注意一下食物的美容功效。

我们已经知道了气血对于美容的促进作用，因此，爱美的女性朋友可以经常食用胡萝卜，这样就能够起到保养皮肤的作用。

我的一个病人，因为长时间受病魔的折磨，气血都是比较虚弱的，不但身体虚弱，而且皮肤还非常的干燥。于是我建议其经常吃胡萝卜。等过了一段时间再去见她，不仅她身体恢复了很多，而且脸上也有了血色，皮肤也出现了光泽。

胡萝卜和西红柿一样，虽然都是蔬菜，但是因为味道甘美，因此也可以当成水果生吃。可是通过研究发现，如果想要让胡萝卜当中的胡萝卜素更好吸收，还需要用油烹调。而且在烹调的过程中，必须要注意盖上盖子，锅里的胡萝卜和空气所接触的时间越短，胡萝卜素的流失率也就会越低。

下面，为大家推荐两款胡萝卜菜肴：

一、菊花胡萝卜汤

原料：菊花 6 克，胡萝卜 100 克，葱花、食盐、味精、清汤、香油等适量。

做法：

（1）胡萝卜洗净切片；锅上火，注入清汤，再放入菊花、食盐、胡萝卜；

（2）以上食材煮熟之后，淋上香油，放入味精，出锅之后盛入汤盆即可。

功效：清热解毒，滋肝养血，提高免疫力。

二、胡萝卜炒猪肝

原料：胡萝卜200克，猪肝100克，熟猪油、精盐、白糖、料酒、葱各适量。

做法：

（1）胡萝卜、猪肝洗净，切片；

（2）在锅内放入熟猪油，用武火烧热之后，先下胡萝卜翻炒，加清水，等到胡萝卜半熟之后再放入猪肝和葱段、精盐、白糖、料酒；

（3）用武火烧，并且不停地翻炒，以胡萝卜和猪肝熟透为度。

功效：补肝、养血、益目。

当归：妇科补足气血的圣药

在古代的医家当中流传着这么一句话，说是“十方久归”，我们通俗理解就是，十个药方当中有九个都会用到当归。而且根据一些调查显示，在25种使用频率最高的中药当中，当归排在了第八位，由此可见，它在治病和养生的过程当中也担任着非常重要的角色。

根据产地和药用部位，以及加工炮制的方式不同，当归有当归、西当归、归头、归身、归尾、全当归、油当归、酒当归、炒当归、当归炭等多种名称。由于当归对于女性的经、带、胎、产各种疾病都有非常好的治疗效果，因此，中医称当归为“女科之圣药”。

在《本草纲目》当中有这样一段介绍：“当归调血，为女人要药，有思夫之意，故有当归之名。”这段文字当中的“思夫之意”还有这样一则神奇的故事。

相传在甘肃秦州，有一个叫李缘的小伙子，他家里面上有老，下有小，还有一位美丽的娇妻。这一天，他听说在附近的高山峻岭当中到处都是名贵的药材，于是就打算进山探宝。就在临行之前，他和妻子说：“大山里面的道路非常难走，我这一去不知道还能不能够回来，你要等我三年，三年之后，如果我还没有回来，那么我肯定是死在山中了，你就另嫁他人吧。”

时间飞逝，一转眼三年的期限马上就要到了，可是李缘却没有任何的消息。妻子每天忧伤不已，身体也逐渐垮了下来，气血两亏，面色苍白。

老娘一看儿子三年了还没有回来，更不忍心看儿媳妇整天以泪洗面，就只好劝她改嫁了。可是谁又能够想到，妻子刚刚改嫁，李缘却回来了。当李缘知道了妻子改嫁的消息，痛心不已，就把自己辛辛苦苦采集的一筐药材送给了前妻，此时两个人开始抱头痛哭，但也只能够就此陌路。

可是，前妻还是会经常想起从前的爱人，每当自己在思念的时候，就会拿出他送给自己的草药放在嘴中咀嚼。谁也没有想到，日子久了，自己的身体也开始逐渐好起来了，并且面色也开始变得红润起来。

其实，从这个故事当中我们不仅可以看出一段凄美的爱情故事，还能够看到的是，当归对于女性气血的补养作用。当归入肝、心、脾三经，它味甘而重，更是阴中之阴，因此，最能补血。

特别是对于气血虚弱而引起的各种疾病，比如贫血、闭经、四肢无力、面色苍白等症都具有非常好的治疗作用。与此同时，它的气轻而辛，因此又能够行血，也就是疏通血。这也就决定了当归尽管补血，但是绝对不会造成血瘀的情况。

因此，当归既能够活血补血，又兼能散寒止痛，对于寒凝，以及跌打损伤、风湿痹阻的疼痛证都具有非常好的疗效。

由于女性往往有因为血瘀引起的月经不调、痛经、面色萎黄、产后瘀血等症，因此可以通过当归治疗。所以《本草正》当中说“补中有动，行中有补，诚血中之气药，亦血中之圣药也。”

我们从结构上来看，当归可以分为归头、归身和归尾，这三个部分的药性和用法也是非常不同的。其中，当归头能够止血，因此，一些血症、女性崩漏带下、月经淋漓不尽等症，医生在开药方或者是食疗的时候首选就是归头；归身养血，可以用于滋阴养血；归尾则能够行血，药性下行，对于瘀结和封闭具有非常好的疏通作用。

不仅如此，由于当归是至阴之物，因此对于由阴虚干燥引起的便秘也可以起到非常好的缓解作用。

对于这一点，我们在古代的医疗案例当中已经有了记载。据说有一个女病人，在生完小孩 20 多天之后突然就出现了发热、浑身疼痛的症状，而且还食欲不佳，便秘非常厉害。医生诊断之后确认这名女子是受到了寒邪侵袭，造成了气血不和，于是就开了一些药方。

结果，这个产妇在服用了几天之后，所有的症状都已经好得差不多了，可是头疼和便秘症状却并没有什么改变。于是，这个产妇的家人找到了当时的名医缪仲淳先生。缪仲淳看了看，就在之前的药方当中放入了一味当归，服用几顿之后，产妇就大便通畅了，头疼也好多了。其实这就是利用了当归滋阴润燥、滑肠通便、降火通瘀等功效。

不仅如此，在当归当中还含有挥发油、维生素 B_{12}、蔗糖、脂肪、烟酸、生物素、亚叶酸等有效成分，这些成分综合起来，对于心肌缺血、心律失常、血脂紊乱、高血脂、贫血和疼痛具有明显的改善作用，而且还可以抗菌消炎、保肝护肾以及平喘，所以，在治疗妇科炎症的绝大多数药物当中都将会使用到当归。

当然了，如果没有特殊的疾病，仅仅只是为了调和气血，我不建议大家吃那些中成药，可以将当归混合到食物里面做成药膳服用，也是大有裨益的。

在日常生活中，不管是因为紧张工作造成的气血虚弱、面无光泽，还是因为生育失血过多造成的面色萎黄，四肢无力，都是可以食用当归药膳的。

下面，我为大家介绍两款当归药膳：

一、熟地当归羊肉汤

原料：羊肉 700 克，熟地黄 30 克，当归 15 克，黄芪 30 克，大枣数枚，生姜 3 片。

做法：

（1）将羊肉洗净切块，先用开水焯一下，放入锅内；

（2）放入适量的清水、生姜、熟地黄、当归、黄芪，使用文火煲三个小时，之后再放入大枣，再加入适量的糖、盐、味精等，文火煮 15 分钟即可。

功效：熟地黄具有养阴补肾的功效，主治血虚所致面色萎黄、头昏心悸，肾精不足之腰膝酸软、头晕目眩、须发早白；而当归药用其根，功在补血、和血，主治月经不调，血虚眩晕，疮疡肿毒等症。

二、当归荸荠薏米粥

原料：荸荠100克，薏米100克，当归15克。

做法：

(1) 将当归切成片，放入锅煮30分钟；

(2) 去渣之后加入荸荠和薏米煮成粥，出锅之后再放入蜂蜜食用。

功效：具有清热解毒，活血止痛，健脾利湿的作用。对于咽喉肿痛、痰热咳嗽、心烦口渴有良好的功效。